Dr. med. Wolf-Dietrich v. Bessing

Ingomar W. Schwelz

Zukunft Ganzkörper Kälte-Medizin -110°

Mohorjeva
Hermagoras

Dr. med. Wolf-Dietrich v. Bessing
Ingomar W. Schwelz:
Zukunft Ganzkörper Kälte-Medizin -110°

Layout und graphische Gestaltung: Toby Karlevid

Lektorat: Anna Bahlinger

Redaktionelle Mitarbeit: Andrea Bürger, Heike Aurora Richter

Fotos: Depositphotos (depositphotos.com), iStock (istockphoto.com), Shutterstock (shutterstock.com), GEPA pictures (gepa-pictures.com), Alamy (alamy.com)
Autor: Dr. med. Wolf-Dietrich v. Bessing, Ingomar W. Schwelz (ruf.news)

Verlag und Druck: Hermagoras/Mohorjeva,
Klagenfurt/Celovec, Ljubljana/Laibach, Wien/Dunaj

ISBN 978-3-7086-1197-6

1. Auflage Juli 2021

Hinweis: Die in diesem Buch enthaltenen Informationen werden nach bestem Wissen und Gewissen wiedergegeben. Gleichwohl übernehmen weder der Autor noch der Verlag die Haftung für Schäden irgendwelcher Art, die direkt oder indirekt aus der Anwendung oder Verwendung der Angaben in diesem Buch entstehen. Die in dieser Schrift enthaltenen Informationen sollen im Fall eines medizinischen Problems keinen Ersatz für Therapie und Diagnose eines Arztes oder Heilpraktikers darstellen. Symptome können auf einem weiten Umfang an Gründen beruhen. Nur ein qualifizierter medizinischer Fachmann kann Ihren Zustand diagnostizieren. Dieses Buch erklärt, wie aktive Einlagen in vielen Situationen hilfreich sein können, aber es sollte nicht als ein medizinischer Ratschlag verstanden werden.

INHALT

- Schmerzgedächtnis ausgeschaltet
- Asthma bronchiale: Kälte macht das Atmen leichter
- Bronchialschleimhäute schwellen wieder ab
- Schuppenflechte: Der Juckreiz ist wie weggeblasen
- Druck auf den Reset-Knopf
- Neurodermitis: Schmerzen und Entzündungen vergehen
- Straffere Haut, strahlender Teint
- Besonders hilfreich für Kinder
- Schlafstörungen: Kälte aktiviert den Ruhenerv
- Über Kälte den Schlafrhythmus wieder finden
- Verkürzte Einschlafphase
- Depressionen: Im Glücksrausch der Hormone
- Natürliche Rhythmen harmonisieren sich
- Studie belegt messbare Erfolge
- Auch Menstruationsstörungen gemildert
- Burnout: Eiseskälte friert den Stress ein
- Körper und Psyche profitieren
- -110 Grad Kryotherapien auch in führender Burnout – und Depressionsklinik
- Schneller genesen
- Nicht nur Symptom-Bekämpfung
- Erschöpfung: Neue Lebenslust im Kommen
- Herz-Kreislauf-Erkrankungen: Hilfe im Anmarsch
- Blutgefäße entspannt, Entzündungen verringert
- Diabetes: Kälte und Fasten bilden das Rettungsteam
- Bessere Durchblutung durch Gefäßtraining
- Blutzuckerspiegel sinkt
- Erektionsstörungen: Mikrozirkulation wird angeregt
- Jetlag: Die Kälte, die Flügel verleiht

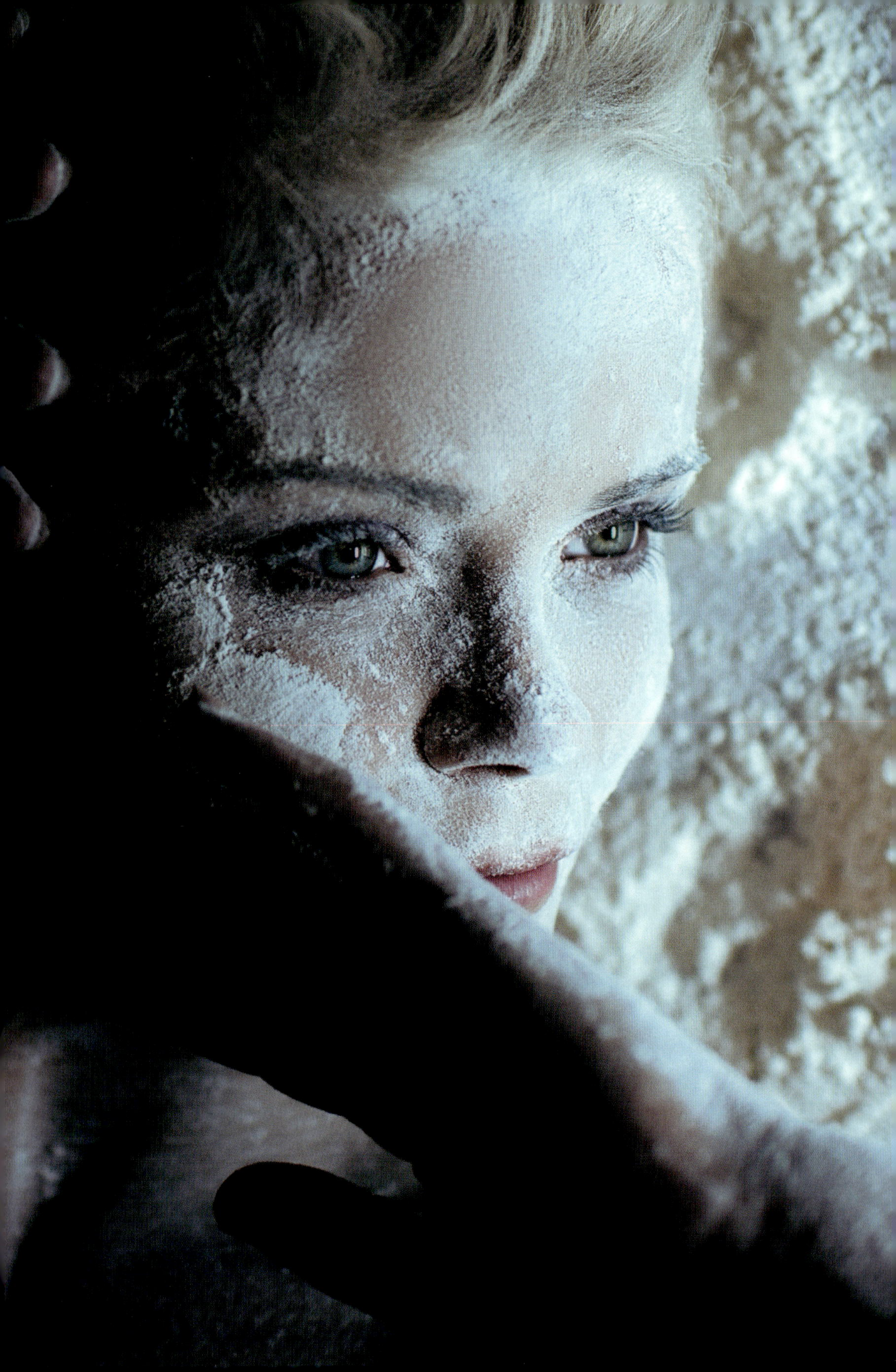

ZUR EINFÜHRUNG

Kälte hat überraschende Vorteile für die Gesundheit. Sie stärkt unsere Abwehrkraft, kann Schmerzen wegfrieren, Leben retten und sogar glücklich machen. Kalte Temperaturen sind essentiell für unsere Gesundheit.

Wie gehen die modernen Menschen jedoch mit diesem uralten Wissen um? Wir haben Kälte aus unserem Leben fast komplett verbannt und es uns in einer thermoneutralen Komfortzone richtig bequem gemacht. Perfekt angepasste, warme Kleidung, gut beheizte Wohnungen, Einkaufen bei heimeligen Temperaturen im Kaufhaus und Supermarkt, Klimaanlage im Auto mit Sitzheizung inklusive - wir scheinen die Kälte zu fürchten wie der Teufel das Weihwasser.

Auf 22 Grad Celsius temperierte Kultur des Wohlstands

Wohl noch nie in der Menschheitsgeschichte hat es eine solche, auf runde 22 Grad Celsius temperierte Kultur des Wohlstands im Sinne eines körperlichen, emotionalen und mentalen Komforts gegeben.

Ein beständiger Wechsel zwischen Warm- und Kaltreizen war noch vor nicht allzu langer Zeit ein ständiger Begleiter des Menschen. Reiz und Gegenreiz trainierte Gefäße und Muskeln, was unserem Abwehrsystem guttat und zur Anpassung auf einer höheren Ebene führte. Heute dagegen kommt das Immunsystem wegen des Mangels an Kälte mit Temperaturschwankungen nur schwer zurecht. Wir erkälten uns in schöner Regelmäßigkeit, obwohl Kälte - richtig als Maßnahme zur allmählichen Abhärtung eingesetzt - eigentlich die Lösung wäre, grippale Infekte zu verhindern.

Raus aus der „Komm-fort-Zone"!

Auch gerade angesichts der Erwärmung des Weltklimas sind wir aufgerufen, die Regelfähigkeit des Körpers wieder zu trainieren und uns aus der thermoneutralen Komfortzone herauszubewegen, etwa nach dem Motto: Komm fort aus dem Komfort! Wir brauchen Herausforderungen, wie schon die Grundprinzipien der Naturheilkunde vorgeben. Was mich nicht umbringt, macht mich härter - das ist die Marschrichtung, die uns die Hormesis (griech. Anstoß, Anregung) anzeigt. Stillstand ist nicht das Prinzip des Lebens. Da passt der paradox klingende Satz, der dem Schweizer Psychiater C. G. Jung zugeschrieben wird, nämlich „dass noch so manchem ein ordentliches Leid viel Therapie erspart hat".

Starkes Immunsystem in Krisenzeiten

Im Spannungsfeld zwischen Kälte und Wärme kann unser Immunsystem beständig wachsen, was vor allem auch in Krisenzeiten mit großen gesundheitlichen und wirtschaftlichen Herausforderungen wie heute ein unschätzbarer Wert sein kann. Wer das Prinzip von „Reiz-Reaktion-Anpassung" der traditionellen Volksmedizin versteht und tief in sich aufnimmt, ist wohl für alle Widrigkeiten des Lebens gerüstet.

Welchen Einfluss die Kälte auf unser Leben haben kann, konnte ich bereits in den ersten Lebensmonaten eindrucksvoll am eigenen Körper erfahren. Es war einer der kältesten Winter überhaupt und meine Mutter war mit uns vier Kindern auf der Flucht. Wenn ich nicht gerade vor Erschöpfung schlief, wimmerte ich vor Hunger, erzählten mir meine älteren Geschwister später. Dass ich trotzt meiner eitrigen Geschwüre am ganzen Körper überlebte, hielt nicht nur meine Mutter für ein Wunder. Erst Jahrzehnte später sollte ich eine Erklärung für mein Überleben finden...

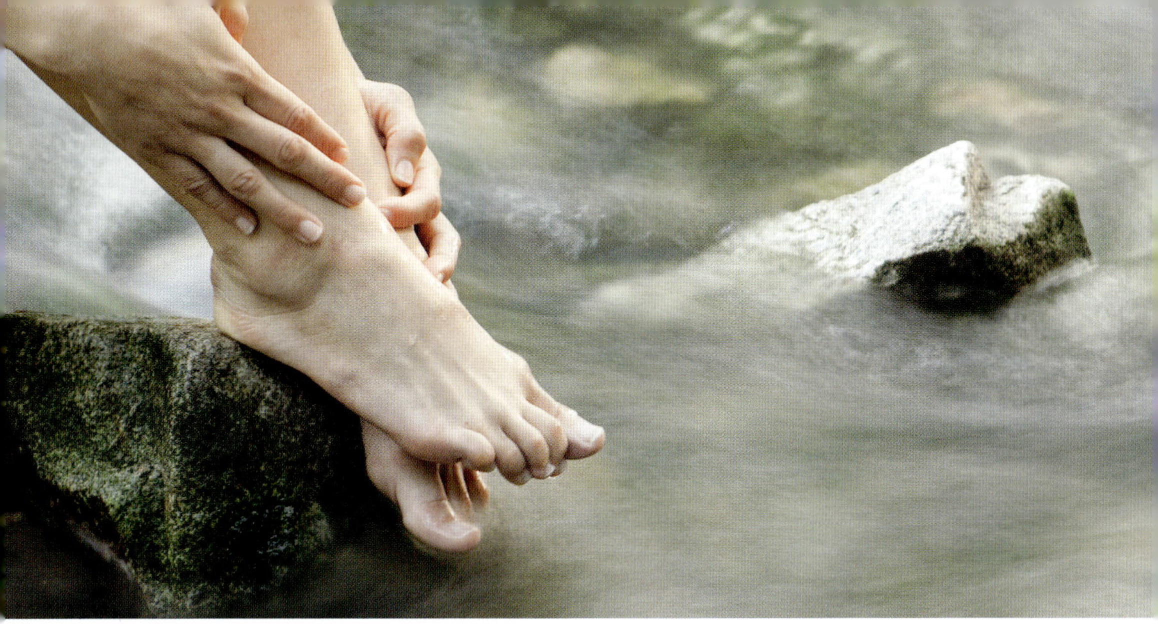

Einmal warm, einmal kalt - Kneippen stärkt die Abwehrkraft

In den 90er Jahren wurde ich Gründungsmitglied der Deutsch-Internationalen Gesellschaft für Hyperthermie. Ich behandelte besonders Krebspatienten unterstützend mit der Wärmetherapie. Während dieser Zeit begann ich mich jedoch gleichzeitig auch mehr für das Gegenteil, nämlich die Kältetherapie, zu interessieren.

Seit meiner Ausbildung in den Naturheilverfahren wusste ich schon einiges über die verschiedenen Formen der Kälteanwendungen. Mir war bekannt, dass bereits um 400 vor Christus die Kryotherapie (griech. Kryo = Kälte) von Hippokrates in seinen berühmten Schriften erwähnt worden war.

In der traditionellen europäischen Volksmedizin kommen vom Kältewickel bis zur Ganzkörpertherapie starke Kältereize in großer Bandbreite schon lange zur Anwendung. Kaltwassertherapien nach den Naturheilern Sebastian Kneipp oder Vincenz Prießnitz gehören heute noch zum festen Programm vieler Kur- und Reha-Einrichtungen. Am häufigsten findet man Eiswasserwickel, Kaltmoor, Eisbeutel, Kompressen, Gelbeutel oder Kältesprays.

Warum Hunger und Kälte helfen können

Doch mit wachsendem Forschungsstand lieferte auch die Wissenschaft sehr interessante Erkenntnisse zur Ganzkörper Kälte-Medizin, insbesondere auf dem Gebiet der Immunologie. In diesem Zusammenhang stellte sich mir auch die Frage: „Warum hatte ich damals in diesem klirrend frostigen Fluchtwinter als Säugling eigentlich überlebt?" Die gesunde Ernährung konnte es sicher nicht gewesen sein, denn Hunger war ein täglicher Begleiter.

Könnte es vielleicht das Zusammenspiel von Hunger und Kälte gewesen sein, das mein Abwehrsystem voll in Schwung gebracht hat? Heute bin ich sicher, dass dieser Mix, der im ersten Moment eher lebensbedrohlich wirkt, meine Heilung befördert hat. Sowohl Hunger als auch Kälte setzen ein Notfallprogramm im Körper in Gang, bei dem komplexe Wirkmechanismen unter anderem eine verstärkte Ausschüttung von Glückshormonen wie Adrenalin und Endorphinen auslösen sowie eine Schmerz- und Entzündungshemmung bewirken.

Wo Kälte bedrohtes Leben rettet

Heute gehört es zum Allgemeinwissen, dass die therapeutische Herabsetzung der Körpertemperatur Leben retten kann. So wird etwa in der Intensivmedizin nach Herzinfarkten oder Schlaganfällen eine Hypothermie, also eine erniedrigte Körperkerntemperatur, eingesetzt. Mit kühlen Temperaturen soll der Energiebedarf der entsprechenden Organe wie Herz oder Gehirn vermindert und somit der drohende Organschaden durch die zeitweise verminderte Durchblutung verringert werden. Inzwischen werden sogar Kältedecken bei der Reanimation von unter Sauerstoffmangel leidenden Neugeborenen erfolgreich eingesetzt.

Irgendwann erfuhr ich von einer interessanten Geschichte zum Thema Hornhauttransplantation. Allgemein wurden bei solchen Verpflanzungen immer nur Transplantate von gerade Verstorbenen verwendet. Doch es gab einfach zu viele Komplikationen. Die neue Kornea zeigte nach kurzer Zeit die gleichen Krankheitssymptome

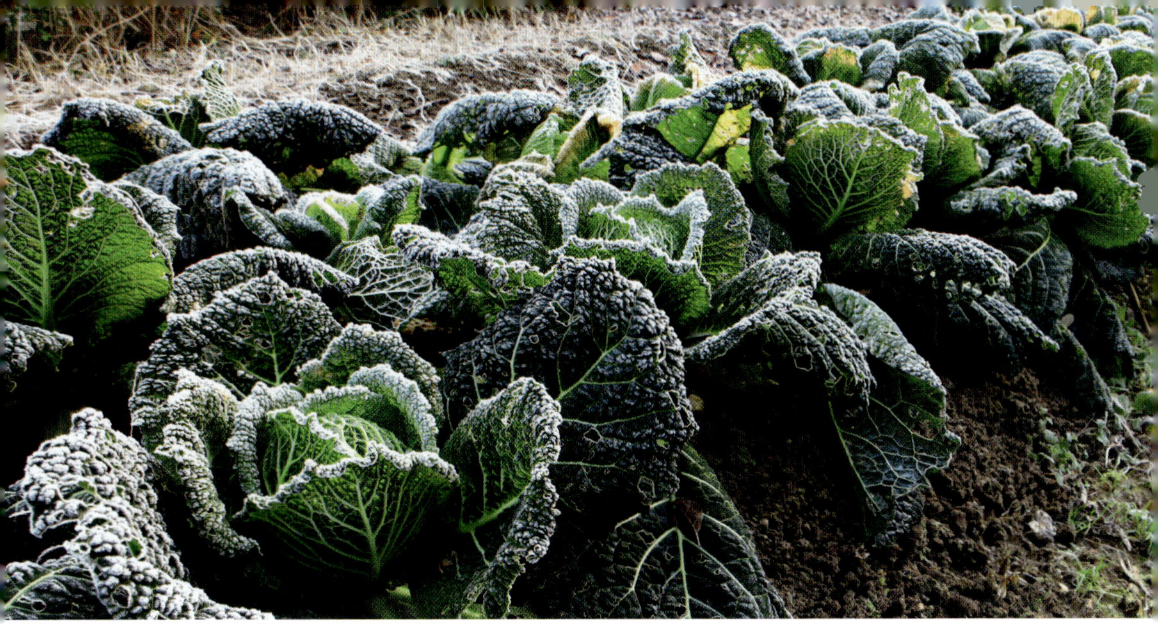

Frostiger Wirsing: Besonders förderlich für die Gesundheit

wie die zuvor entfernten. Das änderte sich schlagartig durch eine zufällige Begebenheit.

Als ein russischer Augenarzt nicht auf eine frische Hornhaut zugreifen konnte, verwendete er jene von Verstorbenen, welche schon einige Tage in der Dunkelheit und Kälte des Leichenhauses gelegen hatten. Das Wunder geschah - diese Transplantate blieben erstaunlicherweise gesund. Sie mussten Stoffe gebildet haben, welche ihre Vitalität veränderten.

Warum Wirsing den Frost braucht

Kälte und Dunkelheit, sind sie die ausschlaggebenden Faktoren für bestimmte immunologische Prozesse in Geweben - auch in menschlichen? Vielleicht sogar in anderen Lebensformen? Ist das die große Bedeutung des Winterschlafes? Die wissenschaftlichen Untersuchungen belegen genau das.

Jetzt verstand ich auch, warum meine Großeltern meinten, der Wirsing brauche erst den Frost, um dann besonders förderlich für die Gesundheit zu sein. Von diesen wertvollen Stoffen (Phytoalexine), welche die Pflanze im Stress des Frostes zum eigenen Schutz bildet, profitiert schließlich unser Immunsystem.

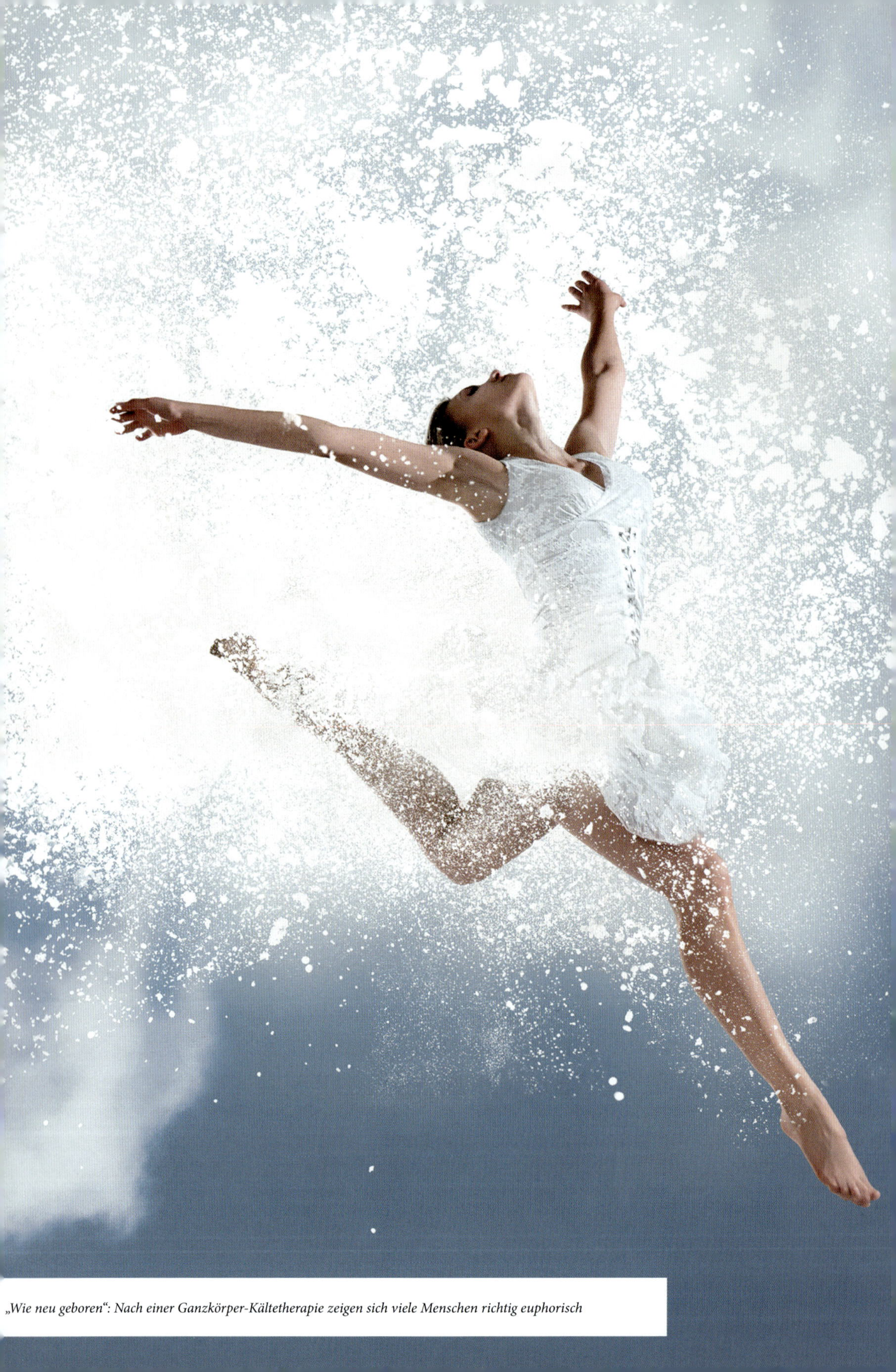

„Wie neu geboren“: Nach einer Ganzkörper-Kältetherapie zeigen sich viele Menschen richtig euphorisch

Das Schicksal führte mich zur Integrativen Medizin, bei der die komplementäre wie die konventionelle Medizin im Sinne einer ganzheitlichen Heilung des Menschen zusammenarbeiten. Während ich die Komplexität und Intelligenz unseres Körpers und des ganzen Universums mehr und mehr zu begreifen begann, wuchs meine Achtung gegenüber der Natur und Schöpfung.

Je mehr wir die Natur erforschen. umso mehr zeigt sich: Nichts in uns und um uns herum ist zufällig und alles ist genau aufeinander abgestimmt… eine funktionierende Mikro- und Makroökologie.

Die Jahreszeiten, so wie alle Rhythmen in der Natur, haben eine grundsätzliche Bedeutung für uns und unser Leben. Und auch die Temperaturen sind ein wesentlicher Aspekt. Dazu gehören auch die Reize wie Kälte und Wärme, welche die Natur für uns bereithält. Sie sorgen für die wichtige Anpassung (Adaptation) und Resistenzbildung unseres Körpers.

Ganzkörper Kälte-Medizin: Sicher und praktikabel

Temperatur hat natürlich auch etwas mit Stress zu tun, jedoch dem Stress, den wir als Eustress bezeichnen - also einen, der erforderlich für unsere Anpassungsfähigkeit ist, wie Professor Hans Selye, der Vater der Stressforschung, sagt.

Das Eistauchbad ist sicher nicht für jeden geeignet, da es auch unangenehm für die Haut sein kann. Die Ganzkörper Kälte-Medizin jedoch mit der eiskalten, trockenen Luft in einer Kältekammer stellt eine sehr gute, sichere und praktikable Form der Anwendung dar. Moderne Kältekammern auf dem neuesten technischen Stand erlauben sogar Temperaturen bis minus 110° Celsius; rund drei Minuten lang sind diese in der Regel nicht nur gut zu ertragen, sondern sie erfrischen auch wohltuend.

Große Zahl an Studien

Der Kältereiz führt zu Stress mit der Folge einer Gegenreaktion. Deshalb wird die Kältetherapie auch zu den so genannten Gegenirritationsverfahren gezählt. Ihre Eigenschaften machen sie auch zu einem der besonders geeigneten und effizienten Methoden für ein Adaptationstraining im Sinne einer gesteigerten Regulationsfähigkeit des Körpers.

Ein japanischer Rheumatologe begann in den 70er Jahren damit, Ganzkörperkältetherapien bei Patienten mit rheumatoider Arthritis mit Erfolg einzusetzen. Inzwischen gibt es eine große Anzahl von wissenschaftlichen Studien, welche die beeindruckenden Wirkungen der Ganzkörper Kälte-Medizin belegen.

Als ich vor einigen Jahren meine Tätigkeit mehr in den präventiven Bereich eines Kur- und Gesundheitsressorts im tirolerischen Bad Häring verlegte, begegnete mir die Ganzkörper Kälte-Medizin ganz direkt. In den verschiedenen Häusern der Kureinrichtung wurden schon seit beinahe 20 Jahren fleißig unterschiedlichste Beschwerden damit weggefroren oder gelindert.

Aufenthalte bei minus 110 Grad Celsius - sie waren dort schon zu einer Selbstverständlichkeit geworden. Auf meine Fragen nach den positiven Effekten berichteten mir Gäste und Patienten fast ausnahmslos davon, wie gut ihnen diese Therapie geholfen habe.

Ob es nun der leitende Angestellte mit seinem Tennisellenbogen war, die ältere Rentnerin mit der chronischen Entzündung des Knochenmarks der Wirbel oder auch die vielen Menschen mit permanenten rheumatoiden Beschwerden: Alle beschrieben eine deutliche Besserung ihrer Beschwerden, manche sogar eine völlige Heilung ihrer Schmerzsymptome.

Dazu kamen die unglaublich positiven Reaktionen von Hochleistungssportlern aus dem Fußball, dem Radsport und sogar von Profi-Polospielern national wie international.

Abbau von schwabbeligem Fett

Die Effekte der Ganzkörper Kälte-Medizin auf den Stoffwechsel sind beeindruckend. Das gilt auch für den Fettstoffwechsel und den Abbau von weißem, belastenden Fett, das sich so gerne schwabbelig um unsere Taille legt. Insofern bieten sich mit dem Thema Gewichtsreduktion sowie anderen neuen Indikationen weitere Optionen in unserem Konzept der Integrativen Medizin. Das alles entwickelt sich neben den bewährten klassischen Anwendungen wie der Steigerung der Abwehrkraft, einer schnelleren Regeneration, mehr Leistungsfähigkeit oder einer Besserung von Schmerzen und Entzündungen sowie dem allgemeinen Wohlbefinden.

Die Superkälte zeigt heute auch dank innovativer Technik eine bisher kaum für möglich gehaltene Heilkraft, wenn sie denn richtig eingesetzt wird. Sie hilft, die uns allen innewohnende Kraftquelle zu spüren und frische Energie freizusetzen. Der Aufenthalt in der trockenen Extremkälte kann uns so wieder zurück ins Leben bringen.

Und genau dabei möchte dieses Buch gerne helfen - nämlich die wunderbaren und spektakulären Wirkungen der Naturkraft Kälte besser zu verstehen und wahrzunehmen.

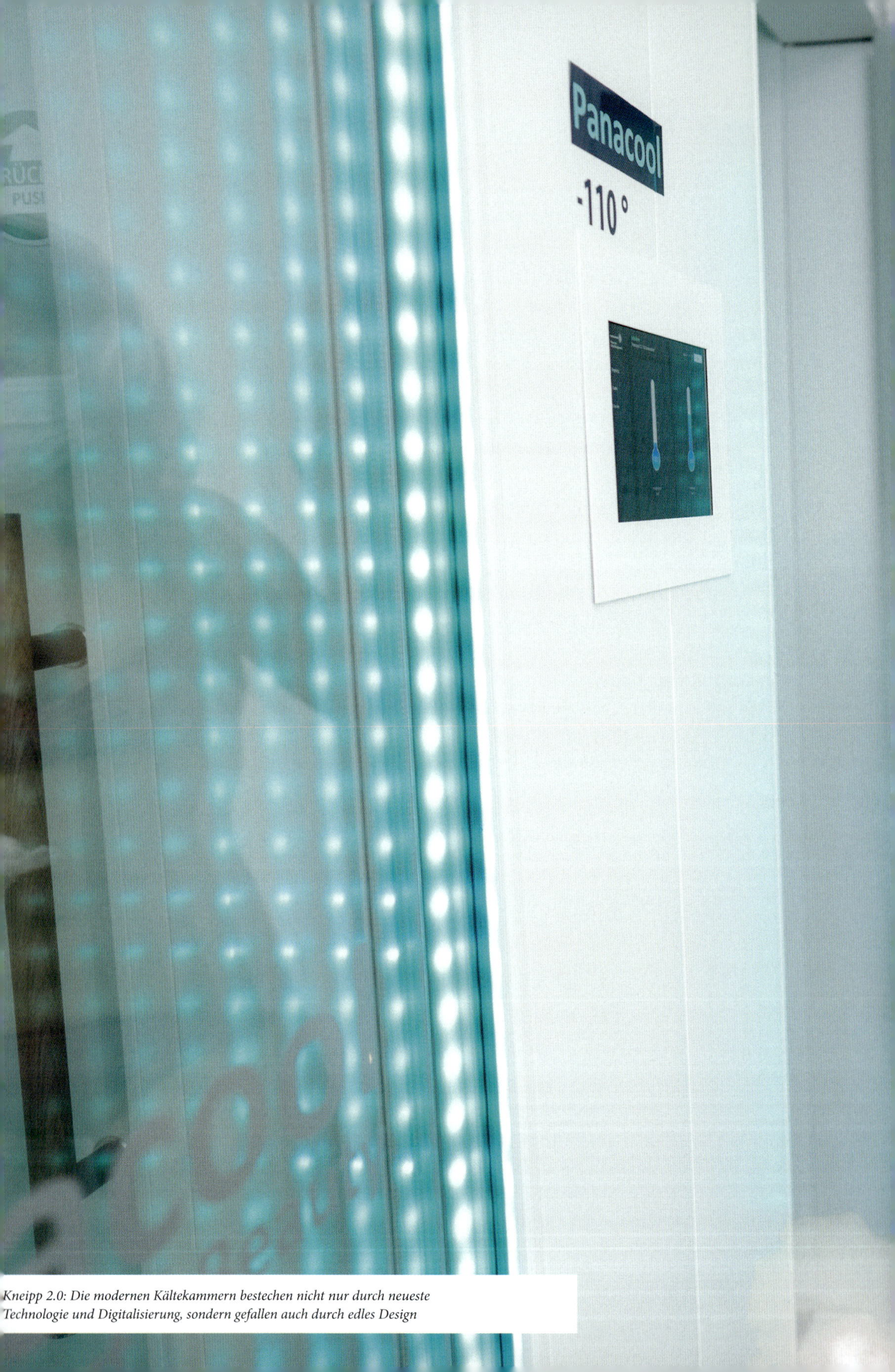

Kneipp 2.0: Die modernen Kältekammern bestechen nicht nur durch neueste Technologie und Digitalisierung, sondern gefallen auch durch edles Design

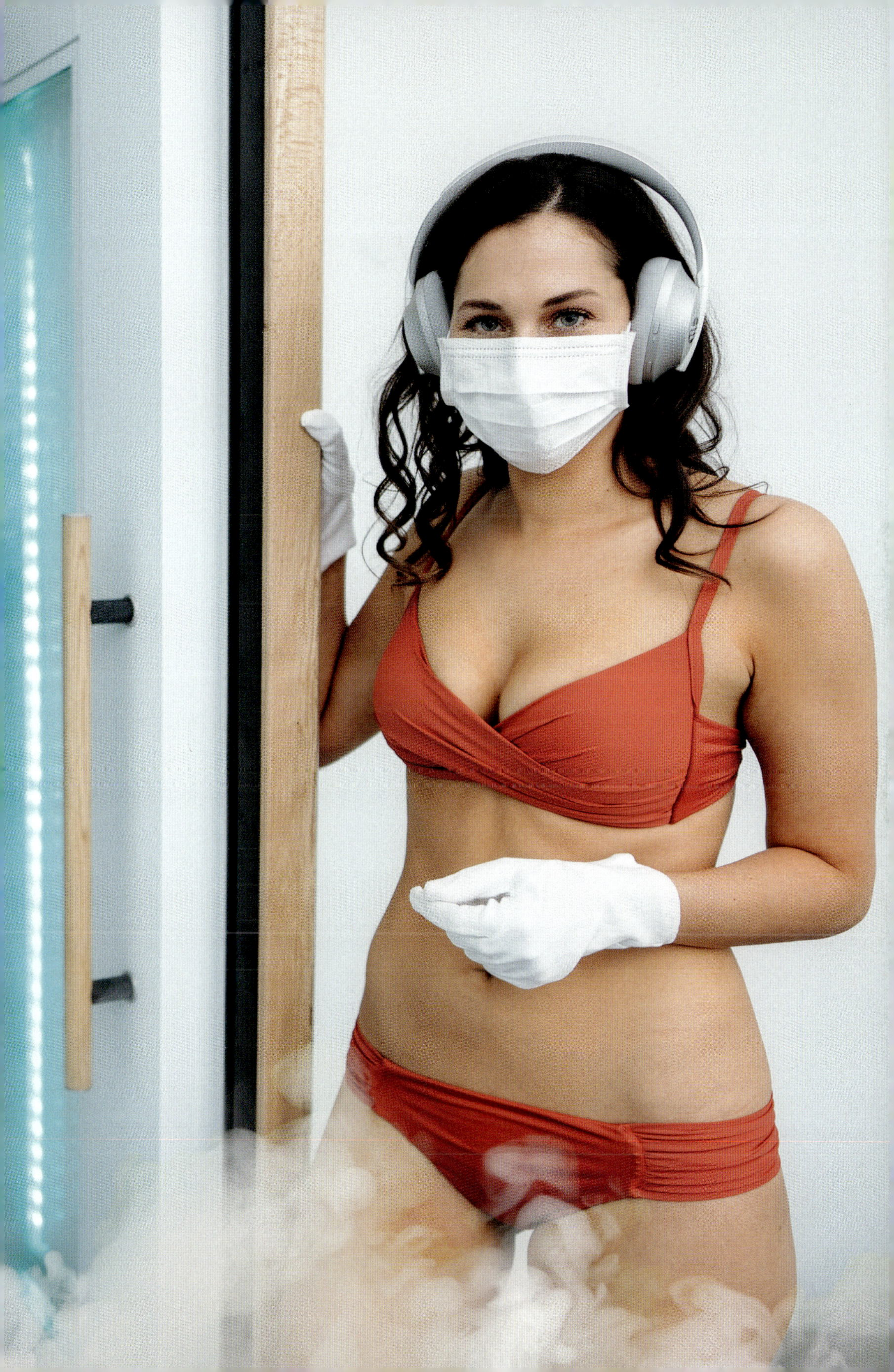

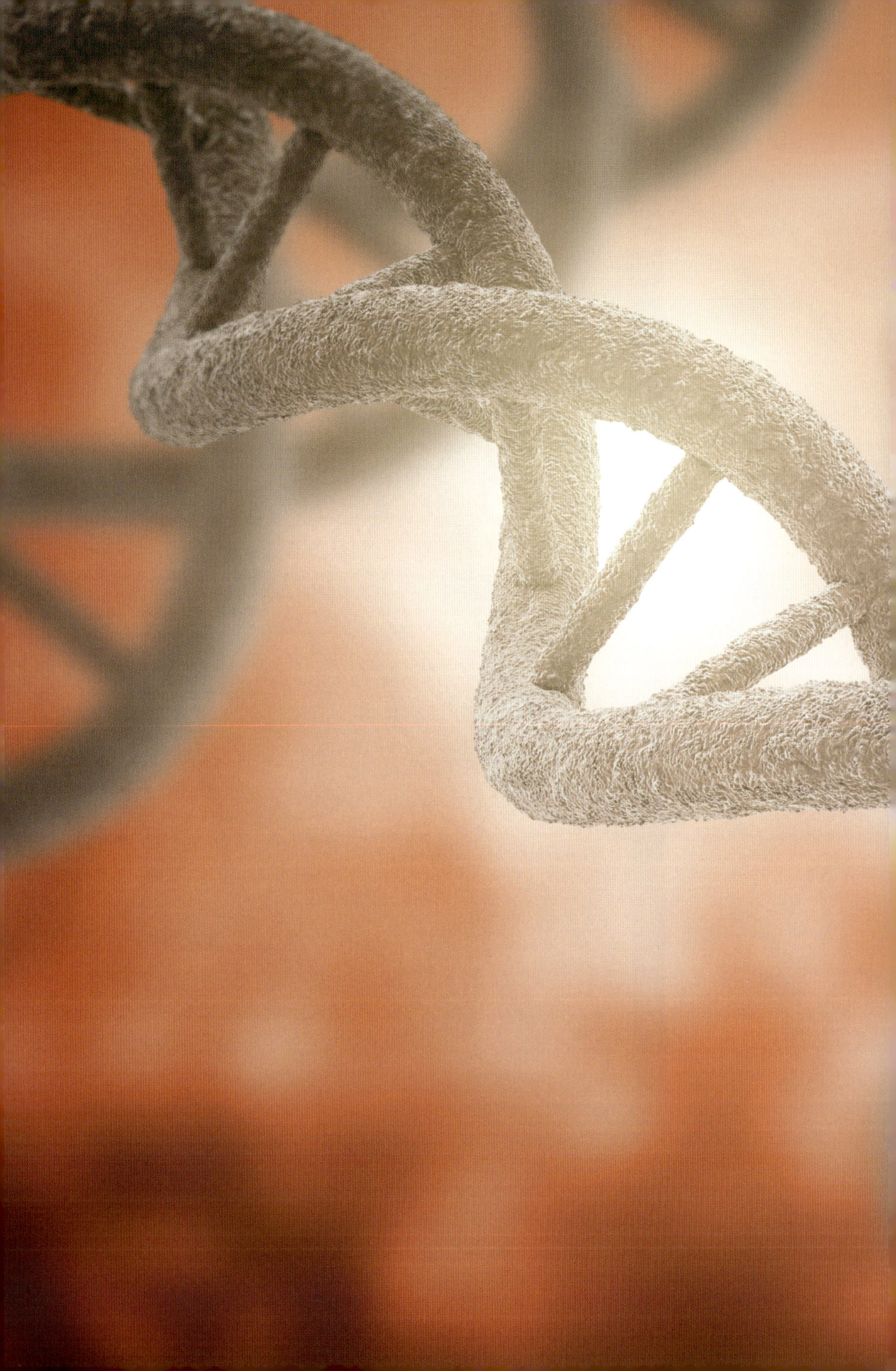

1. KAPITEL

Ganzkörper-Kälte-Therapie revolutioniert die Medizin

Frieren für die Gesundheit bei minus 110° - die Vorstellung mag im ersten Moment nicht kuschelig sein, doch in der Medizin ist diese Extremkälte aktuell ein ganz heißes Thema. Kurze Besuche in frostigen Ganzkörper-Kältekammern sorgen nicht nur für Schmerzlinderung oder Entzündungshemmung bei Rheumakranken, sondern sie wirken auch bei einer verblüffend großen Palette von vielen weiteren Beschwerden.

Rund 50 Anwendungsbereiche wie Rheuma, chronische Schmerzen, Migräne, Müdigkeit, Erschöpfung, Depression, Schuppenflechte, Neurodermitis, Multiple Sklerose, Burnout, Schlafstörungen, Asthma, beginnende Demenz, Bindegewebsschwäche, nachlassende Libido sowie eine raschere Gewichtsreduktion, die Stärkung des Immunsystems, ein strafferes Hautbild des gesamten Körpers, Anti-Aging-Effekte und eine Leistungssteigerung bei Sportlern von mehr als 18 Prozent konnten Forscher bislang bereits ausmachen. Die Effekte der Kurzzeittherapie mit Langzeitwirkung lassen Ärzte zusehends staunen... und jeden Tag kommen neue Indikationen hinzu.

Am Horizont zeigt sich die neue Chance für eine ganzheitliche Gesundheit und allgemeines Wohlbefinden. Für viele Mediziner, frustrierte Patienten sowie Anwender aus den großen Zielgruppen Medizin, Sport und Beauty ist die vitalisierende Kältekammer zu einem Hort der Hoffnung für Heilung, mehr Energie, Abwehrkraft und strahlendes Aussehen geworden.

Die kalten Vollbäder von Wasserpfarrer Sebastian Kneipp sind heute mehr und mehr vergessen - dafür haben neben Forschung und klinischer Erfahrung vor allem moderne, computergestützte Technologien der traditionellen Anwendung von Kältereizen frisches Leben eingehaucht. Sie machen die Heilkraft der Kälte-Medizin nicht nur breiter einsetzbar und komfortabler, sondern auch um ein Vielfaches wirkungsvoller. Eine personalisierte Medizin wird so Realität.

Für Petra Merz kommt die Heilung aus der neuen Superkälte. Weil in ihren Gelenken schmerzhafte Entzündungsherde lodern, lässt sie sich auf die neue Ganzkörper Kälte-Medizin gerne ein. Die 47-jährige Sekretärin aus Innsbruck möchte in einer Ganzkörper-Kältekammer bei einer unvorstellbaren Temperatur von minus 110°C ihre qualvollen chronischen Rheuma-Beschwerden einfach wegfrieren.

Ihre Schutzausrüstung gegen die arktische Kälte: ein Bikini, eine wollene Haube, flauschige Handschuhe und dicke Socken an den Füßen, die in Turnschuhen stecken. Den Schmuck hat sie abgelegt, weil der sonst an ihrer Haut zu kalt werden würde. Merz rückt noch ihren Mund-Nasen-Schutz zurecht, bevor sie eine Vorkammer betritt, in der minus 40°C herrschen - zur Gewöhnung an die Eiseskälte und damit die Restfeuchtigkeit auf ihrer Haut trocknen kann.

Der Zeitplan ist exakt getaktet und individuell auf die Konstitution der Patientin abgestimmt - 30 Sekunden später ist sie bereits in der Hauptkammer mit der Temperatur, die es natürlicherweise auf Erden nicht gibt. In Oymjakon, dem kältesten Ort auf der Welt in Sibirien, wurden zum Vergleich einmal minus 71,2°C gemessen.

Minus 110° Celsius gut auszuhalten

Die unglaublichen minus 110°C in der einzigartigen Atmosphäre der Ganzkörper-Kältekammer sind deshalb so gut auszuhalten, weil bei dieser Temperatur die Luft keine Feuchtigkeit mehr enthält und auch keine Luftströmung herrscht. Die extrem trockene Kälte wird von der Patientin gar nicht als solche wahrgenommen - Frostbeulen und Erfrierungen bleiben aus. Das Eisbad nach der Sauna fühlt sich in der Regel kälter an. Und: Bei -110°C schrumpft das Luftvolumen gegenüber der Kabinentemperatur um 45 Prozent. Deshalb nimmt Petra Merz bei jedem Atemzug etwa die doppelte Menge an Sauerstoff auf.

Genau zwei Minuten und 50 Sekunden - errechnet von einer personalisierten medizinischen Software - bleibt die von rheumatoider Arthritis geplagte Sekretärin im lebensfeindlichen Milieu der Tiefkältekammer, wo sie sich auf der Stelle bewegt und ständig mit einer sie motivierenden Therapeutin Sichtkontakt hat.

Eine digitale Uhr zeigt draußen an einer Wand die noch verbleibenden Sekunden des Aufenthalts. Drei Minuten ist die magische Grenze, mehr geht für die meisten Frierer nicht. Manchem Neuling kommt diese Zeit bei der ersten Anwendung zwar lange vor, doch die damit erzielten positiven Sofortwirkungen sowie der immer erlebte Energie- und Frischekick lassen dieses Gefühl bei Folgeanwendungen nicht mehr aufkommen.

Schmerzen und Entzündungen verschwinden sofort

Petra Merz aber bleibt cool; dutzende Male hatte sie schon das eisige Vergnügen, weil sie nur bei regelmäßigen Serien von rund zehn bis zwanzig Kälteschocks die immer wieder in Schüben aufbrechenden entzündlichen Leiden auf Dauer gut im Griff hat.

Einmal im Jahr kommt sie deshalb für drei Wochen in ein Kur- und Gesundheits-Hotel, das auch die Kältetherapie bei minus -110° anbietet. Täglich zweimal nimmt die Sekretärin zur Auffrischung den kurzen Kälteschock auf sich, bei der die Oberflächentemperatur der Haut in Sekundenschnelle bis an den Gefrierpunkt abgekühlt wird.

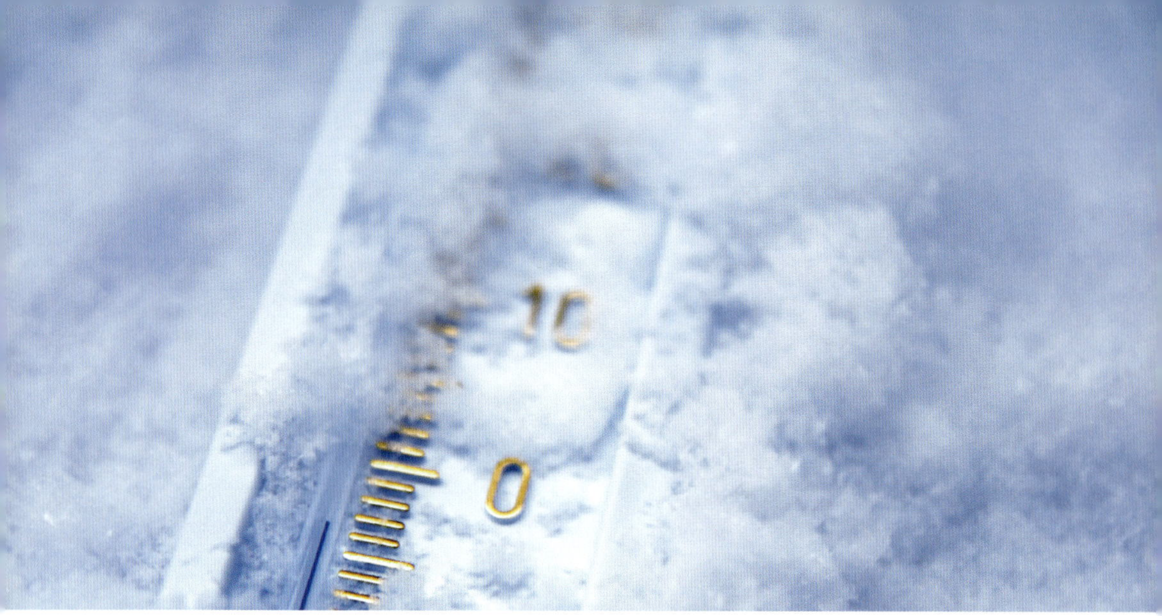

Kurzer Kälteschock kühlt die Haut bis an den Gefrierpunkt ab

Der Körper schaltet auf Überlebensmodus, konzentriert das Blut und damit die Wärme auf die überlebenswichtigen Organe in der Körpermitte. Da die Kerntemperatur des Körpers die 37°C-Marke nicht wesentlich unterschreiten darf, wird durch Verengung der peripheren Gefäße sichergestellt, dass der Körper die notwendige Temperatur aufrechterhalten kann.

Dann der Blitzeffekt wie immer zu Beginn der Intensivkur: Schon nach wenigen Sekunden in der Kältekammer sind die Schmerzen und Entzündungen, die Petra Merz in den Finger-, Hand-, Fuß- und Kniegelenken plagen, gemildert und schließlich für mehrere Stunden ganz verschwunden.

Kurzzeittherapie mit Langzeitwirkung

Die Idee vom kurzfristigen Frieren bei minus 110° in einer frostigen Kammer stammt aus Japan, wo traditionell extreme Reizbehandlungen therapeutisch genutzt werden, um Schmerzen zu lindern, das Immunsystem schnell und effektiv anzuregen und vor allem die Selbstheilungskraft zu stärken. So schickte der Rheumatologe Toshiro Yamauchi erstmals Ende der Siebzigerjahre schmerzgeplagte Patienten mit rheumatoider Arthritis in eine Kältekammer.

Begeistert von den positiven Studienberichten der außergewöhnlichen Kältetherapie aus Asien ließ der Arzt Reinhard Fricke wenige Jahre später in Sendenhorst die erste Kammer in einer deutschen Klinik aufstellen. Es sollte der Start zu einer außergewöhnlichen und revolutionierenden Abenteuerreise in der modernen Medizin werden.

Die Kryotherapie (altgriech. kryos = Eis, Frost) ist ein altbekanntes Heilmittel zur Abschwellung bei Verletzungen und zur Schmerzlinderung. Schon Hippokrates, der Urvater der Medizin, wies vor beinahe 2500 Jahren auf die Nutzung von Eiswasser zur Fiebersenkung bei Schmerzen sowie zur Blutstillung hin. Die alten Griechen behandelten entzündete Gelenke und Verrenkungen gerne mit dem Schnee vom Olymp. Im frühen 16. Jahrhundert verordnete Paracelsus, der damals bekannteste europäische Arzt, ebenfalls Schnee und Eis vor und nach Operationen und setzte sie bei vielen Beschwerden ein.

Ganzkörper Kälte-Medizin aktiviert Selbstheilungskraft

Schließlich entwickelte der heute noch allseits beliebte Pfarrer Sebastian Kneipp aus dem Bayerischen vor mehr als 150 Jahren Methoden, um den Körper mittels meist atemraubender Temperaturwechsel zu Selbsthilfe und frischer Immunkraft anzuregen. Bei seinen Anwendungen ging es in erster Linie um die Aktivierung der Selbstheilungskraft. Seine kalten Güsse und kurzen Vollbäder in eiskaltem Wasser wurden ein gewichtiger Teil der traditionellen europäischen Volksmedizin und sind ein Vorläufer der heutigen Ganzkörper-Kältetherapie.

Kneipp wusste, dass vor allem die Kältereize auf den ganzen Leib schmerzlindernd und entzündungshemmend wirken. Weil sich die Gefäße zusammenziehen und der Körper diesem „Notfall“ mit allen Mitteln entgegenwirkt, entsteht eine intensive Reiz-Reaktion, die den gesamten Stoffwechsel positiv beeinflusst. Seine Zeitgenossen hielt Kneipp großteils für verweichlicht, er gab ihnen zur Abhärtung das knackige Motto seiner Temperatur-Wechselanwendungen mit: „So viel Kälte wie möglich, so wenig Wärme wie nötig.“

Was mich nicht umbringt, macht mich stärker

Es ist das Grundprinzip der Naturheilkunde: Sie will den Organismus dazu anregen, seine Gesundheit aus eigener Kraft wiederzuerlangen (Salutogenese). Durch die Verabreichung gezielter und wohldosierter Reize wird der Körper quasi wachgerüttelt, seine Aufgaben zu erfüllen. Wichtig dabei ist, die richtigen Reize in richtiger Stärke zu setzen - es ist schließlich die Dosis, die das Gift macht. Wir alle kennen den Spruch: Was mich nicht umbringt, macht mich stärker.

Die Fähigkeit des Menschen zur Selbstheilung umschrieb Paracelsus mit den berühmten Worten:

„Der Arzt verbindet deine Wunden. Dein innerer Arzt aber wird dich gesunden.“

Kneipp kannte ebenso wie vor ihm schon Paracelsus dieses Mysterium der körperlichen und psychischen Widerstandskraft: die Hormesis (griech.: „Anregung, Anstoß“). Auch die moderne Medizin hat inzwischen entdeckt, dass Stress in bestimmter Dosierung immense Heilkraft entfalten kann. Die daraus entstehende Resilienz, also die Widerstandskraft, und das Mitwachsen mit den vom Leben gestellten Aufgaben lehren uns, aus Krisen gestärkt hervorzugehen.

Weniger Medikamente durch Ganzkörper Kälte-Medizin

In den Räumen der physikalischen Therapie im Gesundheitshotel hat Rheumapatientin Petra Merz nach dreiwöchiger Kältekur das Prinzip der „Reiz-Reaktion-Anpassung“ am eigenen Leib erfahren. Ihre quälenden Schmerzen sind wie weggeblasen. Jetzt hofft sie wieder ein Jahr Ruhe zu haben, denn die Ganzkörpertherapie in der vitalisierenden Eiskammer ist eine hochwirksame Kurzzeittherapie mit Langzeitwirkung... aber nur, wenn man Geduld hat und oft

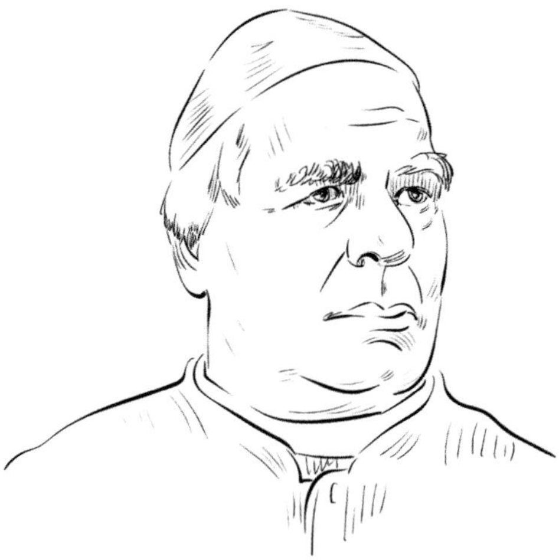
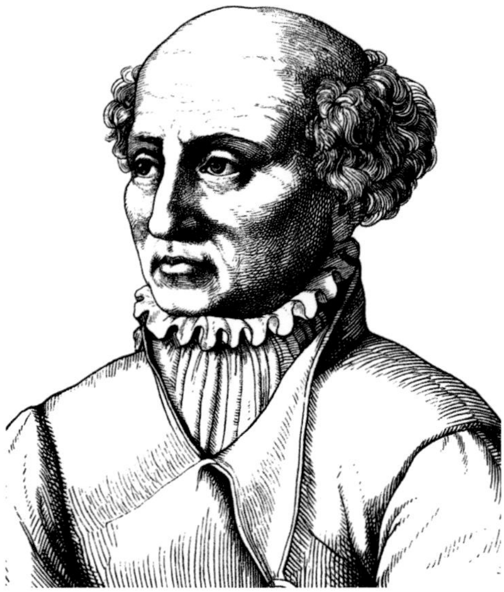

Pioniere der Kälte-Therapie: Sebastian Kneipp und Paracelsus

genug in seriellen Anwendungen bereit ist, für seine Gesundheit zu frieren.

Dann kann mit der Zeit auch das übersensibilisierte Schmerzgedächtnis gelöscht werden. Eine deutliche Verbesserung der Lebensqualität und eine enorme Senkung des Medikamentenverbrauchs, insbesondere von Antirheumatika, sind die Folge, wie Studien belegen.

Während Petra Merz vor der Kur jeder Schritt und jeder Griff höllisch weh taten, sie ihre Hände nicht zur Faust ballen und die Arme nicht mehr über Kopfhöhe heben konnte, findet sie durch die Kur schnell wieder zu alter Mobilität. Und die permanent an ihr nagende Angst vor der Versteifung oder gar Zerstörung ihrer Gelenke ist wieder einer optimistischen Lebenshaltung gewichen.

In der Bewegungstherapie können nach der extremen Therapie ihre Gelenke jetzt viel besser bewegt werden - die Knorpel sind nun intensiv mit Sauerstoff und Nährstoffen versorgt und werden wieder belastungsresistenter. Die gelenknahe Muskulatur wird besser durchblutet, Verspannungen im gesamten Körper verschwinden, ein drohender Muskelschwund wird so vermieden. „Weil auch der Faustschluss wieder funktioniert, geht sogar Tennisspielen wieder",

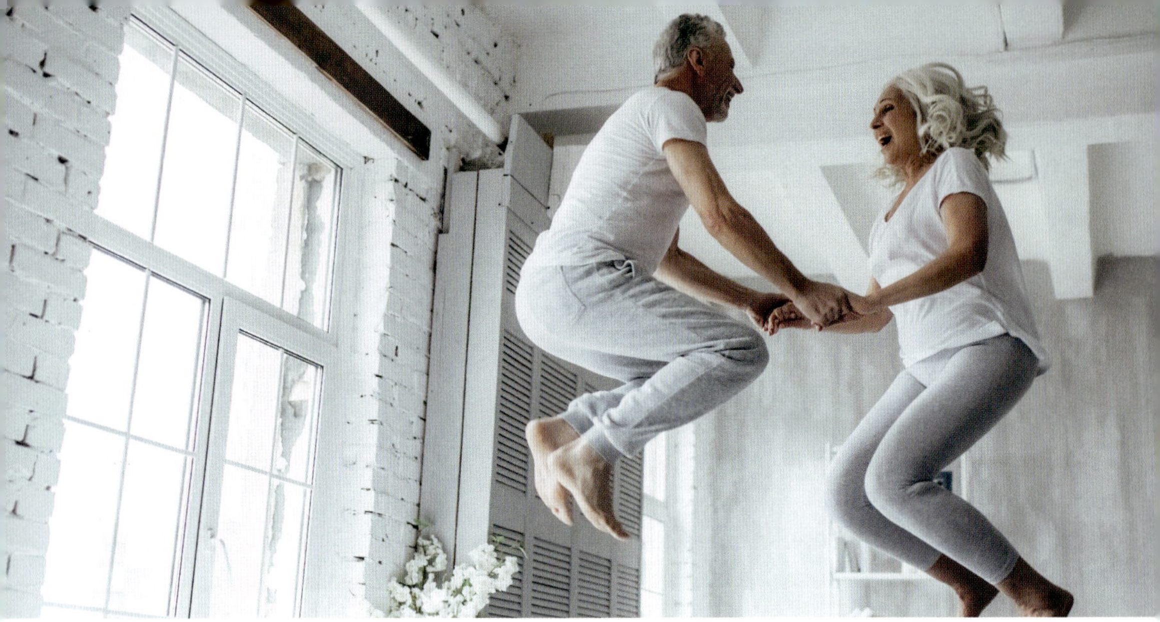

Euphorisches Lebensgefühl: Nach der Kältetherapie können Gelenke sofort viel besser bewegt werden

sagt Petra Merz mit strahlenden Augen. Für sie sei die Extremkälte längst zu einem „Freund, Helfer und Heiler" avanciert, fügt die sonst so müde und abgeschlagen wirkende Frau fast euphorisch hinzu. Kälte macht offensichtlich auch noch hellwach und glücklich.

Hormone sorgen für Frischekick

Der positive Stimmungsumschwung kommt nicht von ungefähr. Das zentrale Nervensystem belohnt nämlich ihren Mut, sich regelmäßig erstaunlich gut verträglichen Tieftemperaturen auszusetzen, jedes Mal mit einem außergewöhnlich starken Hormon-Schub. Vor allem Kortison, Noradrenalin, Dopamin, Serotonin sorgen für einen Frischekick, der ein „suchtgefährdendes Potential" hat, wie viele Anwender meinen.

Diese Hormone spielen eine große Rolle in der Bekämpfung der Schmerzen beziehungsweise in der Regulation des Entzündungssystems. Für Menschen, die chronische Schmerzen haben, ist es eine unglaublich erleichternde Erfahrung, die Schmerzen in der Tiefstkältekammer einmal abgeschaltet zu haben. Depressive Verstimmungen können sich rasch auflösen.

Schneller Kältereiz blockiert Schmerzübermittlung

Was im ersten Moment wie Zauberei wirkt, ist bei der radikalen Kälteeinwirkung ein ebenso einfacher wie ausgeklügelter Mechanismus: Die Schmerzsignale aus den entzündlichen Gelenken werden über langsame Nervenfasern in das Rückenmark und weiter in das Gehirn geleitet, wo das Schmerzempfinden entsteht.

Der massive kurze Kältereiz auf die gesamte Hautoberfläche dagegen wird in Ultraschnelle in das Gehirn geführt; dabei schaltet er die langsameren Schmerzrezeptoren aus - deren Übertragung wird einfach blockiert. Der Schmerz verfliegt, als ob er nie existiert hätte.

Nachglühen bringt Energie-Impuls, stärkt Immunsystem

Durch die Kälte ziehen sich die Gefäße zusammen, wodurch kurzfristig Durchblutung und Stoffwechsel vermindert werden. Doch das bewirkt, dass der Körper anschließend richtig in Schwung kommt. Unmittelbar nach Verlassen der Kammern beginnt eine Gegenreaktion. Äußerlich ist der Körper eiskalt, doch innerlich setzt eine extreme Wärmeproduktion ein.

Eine Art Nachglühen, das oft noch Stunden anhält. Wohl jeder kennt das wärmende Gefühl in den Händen und im Körper nach einer Schneeballschlacht oder gar einem Schneebad in eisiger Luft und die unglaublich gute Laune sowie den klaren Kopf, die damit einhergehen - ein richtiger Energie-Stimulus für das Immunsystem und die Gesundheit.

„Die Wirkung der Kälteanwendung ist vom Absenkungsgrad der Hautoberflächen-Temperatur abhängig. Insbesondere bei chronisch-entzündlichen Gelenkerkrankungen, chronischen Schmerzzuständen und bei Fibromyalgie ist die Absenkung der Hautoberflächen-Temperatur auf Werte unter fünf Grad Celsius anzustreben."

Prof. Dr. Winfried Papenfuß

Medizinische Wirkung nur ab -95° bis -110°

Letztlich erzeugt das Absenken der Temperatur der Hautoberfläche auf Werte unter 5°C eine positive Sofortreaktion, die den dumpfen Rheumaschmerz überlagert und ihn so stark dämmt und beseitigt. Die Kälteleistung sollte nur durch Abstrahlungseffekte erfolgen, denn die oft üblichen Ventilatoren in Kältekabinen rufen meist ein extrem unbehagliches Kälteempfinden hervor.

Jeder kennt die gefühlte Temperatursteigerung etwa beim Skifahren, wo die Minusgrade durch den Fahrtwind als fast doppelt so hoch empfunden werden. Deswegen sollte jede Luftbewegung in einer Kältekammer vermieden werden.

Gleichzeitig werden die entzündungsvermittelnden Botenstoffe - die so genannten Zytokine - vermindert, so dass es zur Hemmung der entzündlichen Prozesse in den Gelenken kommt.

„Die Wirkung der Kälteanwendung ist vom Absenkungsgrad der Hautoberflächen-Temperatur abhängig. Insbesondere bei chronisch- entzündlichen Gelenkerkrankungen, chronischen Schmerzzuständen und bei Fibromyalgie ist die Absenkung der Hautoberflächen Temperatur auf Werte unter fünf Grad Celsius anzustreben“, schreibt der angesehene deutsche Kältetherapie-Experte Prof. Dr. Winfried Papenfuß.

Innerhalb der zuträglichen Aufenthaltsdauer von drei Minuten sei dieser Wert in einer Kältekammer, die eine konstante Behandlungstemperatur von minus 100 bis minus 110 Grad gewährleistet, problemlos möglich. „Bei einer Kammertemperatur von minus 60 oder minus 80 Grad“, betont Papenfuß, „kann diese Absenkung in einer vertretbaren Expositionszeit nicht erreicht werden.“

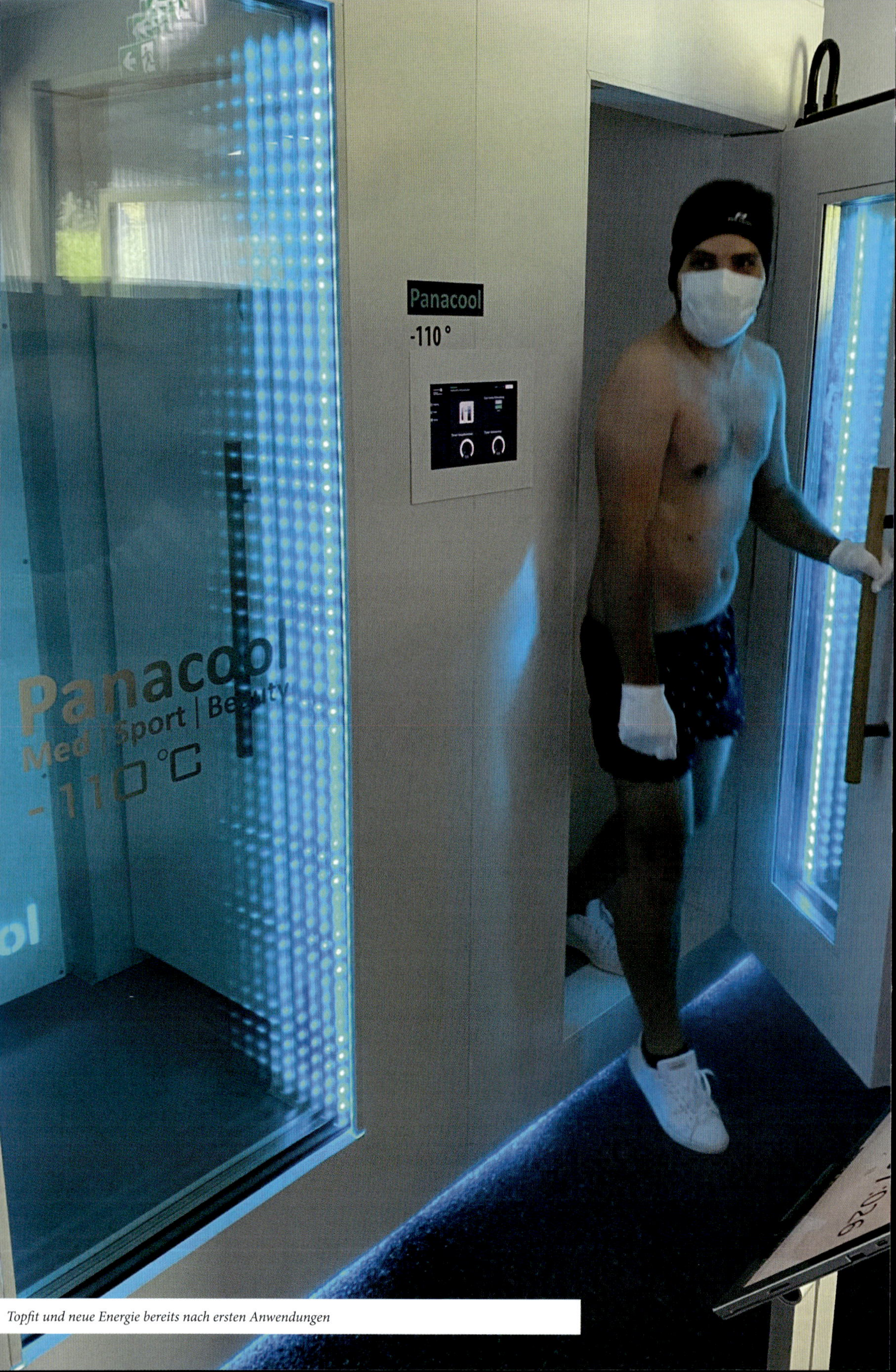

Topfit und neue Energie bereits nach ersten Anwendungen

2. KAPITEL

Boom in Medizin, Sport, Schönheit

Die Lust auf regelmäßige eisige Gesundheitsimpulse ist ein aktuelles Phänomen unserer Zeit und offenkundig auf dem Weg, ein neuer Megatrend zu werden. Jung und Alt treibt es inzwischen aus unterschiedlichsten Gründen in die Kältekammern, die es auch immer zahlreicher gibt. Der Aufenthalt in einer Atmosphäre, die es sonst nirgends auf Erden und nicht einmal im Weltall gibt, verspricht ganzheitliche Gesundheit, Fitness, ein höheres Leistungsvermögen, eine schlanke Taille, die Überflutung mit Glückshormonen oder auch nur mehr Wohlbefinden und größere Wachheit. Kein Wunder, dass beispielsweise auch im Rennzirkus der Formel 1 aktuell die Aufstellung von Ganzkörper-Kältekabinen samt Aggregat an den weltweiten Rennstrecken geprüft wird.

Die Chef-Physiotherapeuten der einzelnen Teams gehen heute unisono davon aus, dass eine Kälteanwendung die Konzentrationsfähigkeit und Wachheit der Piloten während der gesamten Renndauer permanent hochhalten kann. Damit könnten dann beispielsweise auch im letzten Viertel eines Rennens die Anbremspunkte bei Geschwindigkeiten um 300 km/h noch exakt getroffen werden.

Je mehr Wissen um die Wirkzusammenhänge uns die Forschung über die positiven Effekte der gesundheitsfördernden Minus-110°-Celsius-Einwirkung auf unsere nackte Haut liefert, desto mehr Anwendungsmöglichkeiten schälen sich heraus. Die Methode wird schon längst nicht mehr nur bei Rheuma- oder Schmerzpatienten eingesetzt. Von Burnout-Syndrom, Migräne, Hautirritationen bis hin zu hohem Blutdruck oder Libidoverlust sowie einer messbaren Steigerung im Spitzensport - immer mehr Mediziner und Anwender sprechen von deutlich sichtbaren Erfolgen.

Kälte gleicht Erregungszustand aus

Die Kälte hat die Fähigkeit, das psychophysische Aktivitätsniveau des Menschen auszugleichen. Übererregte werden ruhiger, Müde werden munter. „Ich kann besser schlafen“, „Ich bin stressresistenter“ oder „Ich bin viel optimistischer und habe mehr Elan als früher“, hört man beispielsweise immer öfter Patienten nach einigen Kälteanwendungen sagen - eigentlich waren sie aus ganz anderen Gründen in die Eiskammer gegangen. Diese angenehmen Nebenwirkungen hätten auch dazu geführt, sagt Experte Papenfuß, dass das ursprüngliche Indikationsspektrum der Ganzkörper-Kältetherapie stark erweitert werden konnte.

Von A wie Asthma bis Z wie Zerebralparese reicht heute die Liste der Anwendungen der Tiefenkälte, und fast täglich tauchen zu den inzwischen rund 50 Indikationen in den Bereichen Medizin, Sport und Schönheit neue Heilanzeigen von Medizinern auf, die weitere positive Effekte auf den Organismus entdeckt haben.

Als Beispiel mag da Prof. Dr. Harald Stossier, Chefarzt des exklusiven VIVAMAYR Gesundheitszentrums im österreichischen Maria Wörth gelten, bei dem eine ganzheitliche Medizin im Mittelpunkt steht. Er schickte eine 48-jährige Patientin mit einer starken Histaminbelastung erst zweimal, dann einmal täglich in die hauseigene Kältekammer. Bereits nach relativ kurzer Zeit reduzierten sich die Migräne und die Hitzewallungen der Patientin deutlich. Auch ihre Lebensmittelunverträglichkeit ging langsam zurück.

„Ich mache täglich neue Erfahrungen mit den beeindruckenden Wirkungen der Extremkälte“, sagt Stossier, der schon eine Ahnung davon hat, wo diese - außer der klassischen Anwendung bei chronisch entzündlichen Gelenk- und Wirbelsäulenerkrankungen und Hautirritationen wie Schuppenflechte oder Neurodermitis - noch helfen könnte. „Auf meiner Entdeckungsliste stehen Wechseljahresbeschwerden, Probleme beim Leberstoffwechsel und Allergien ganz oben“, sagt Stossier.

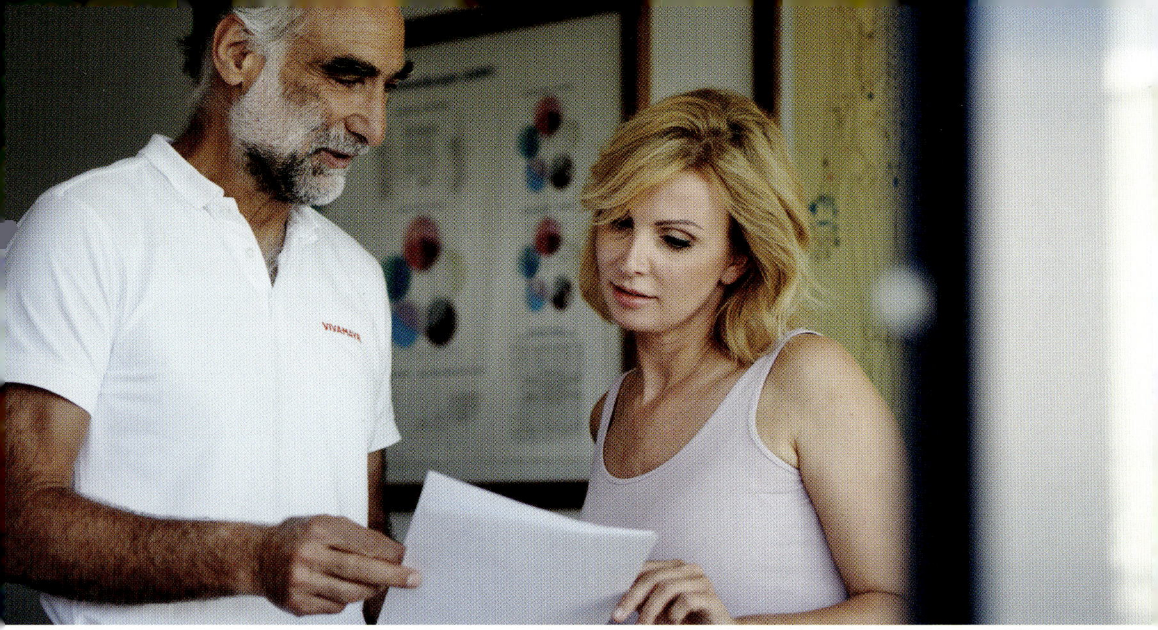

Entdeckt fast täglich neue Anwendungen der Extremkälte: Chefarzt Dr. Harald Stossier

Kneipp 2.0: Naturheilkunde in neuem Gewand

Kein Zweifel: Die Ganzkörper-Kältetherapie hat eine neue Stufe der Entwicklung erklommen und etabliert sich inzwischen rasant in Spezialkliniken, Kur- und Rehabilitationszentren, Gesundheitsresorts, Top-Wellnesshotels oder Schönheitskliniken. Dort wird die moderne und durchaus spektakuläre Therapiemöglichkeit mit Freude aufgenommen, kann man damit doch neue Kunden gewinnen und die Zufriedenheit der Patienten erhöhen. Mit den schicken Hightech-Kammern kommt die Naturheilkunde in einem modernen Gewand daher. Kneipp 2.0 sozusagen.

Die Nutzung der Heilkraft der Kälte hat sich seit der Zeit der kneippschen Kaltwasser-Anwendungen dank Forschung, klinischer Erfahrung und einer immer weiter entwickelten Kältetechnik, die eine personalisierte Medizin möglich macht, fast explosionsartig erhöht. Die bisherige Standardisierung der Anwendung mit gleicher Zeitdauer und gleicher Temperatur für jeden Nutzer etwa wurde durch ein modernes computergestütztes Programm ergänzt, welches die individuellen Bedürfnisse und persönliche Angemessenheit berücksichtigt.

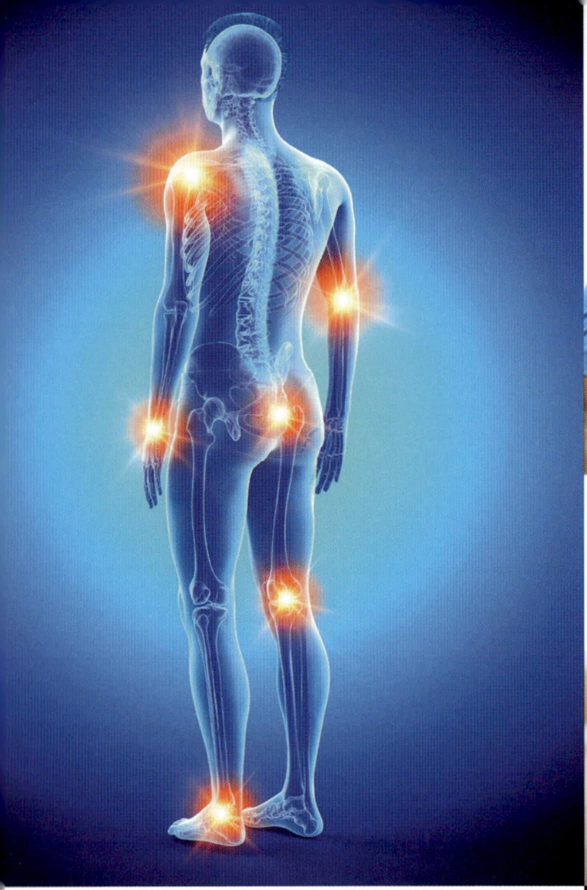
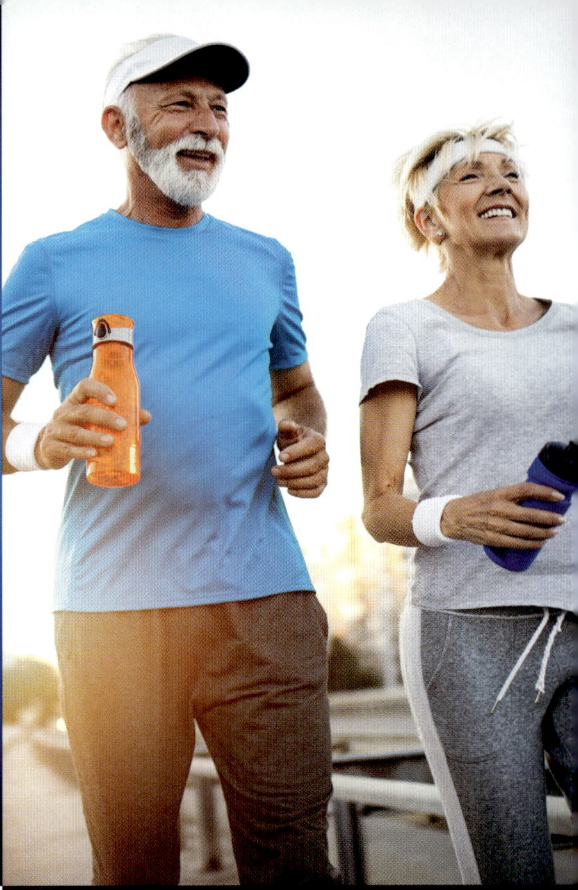
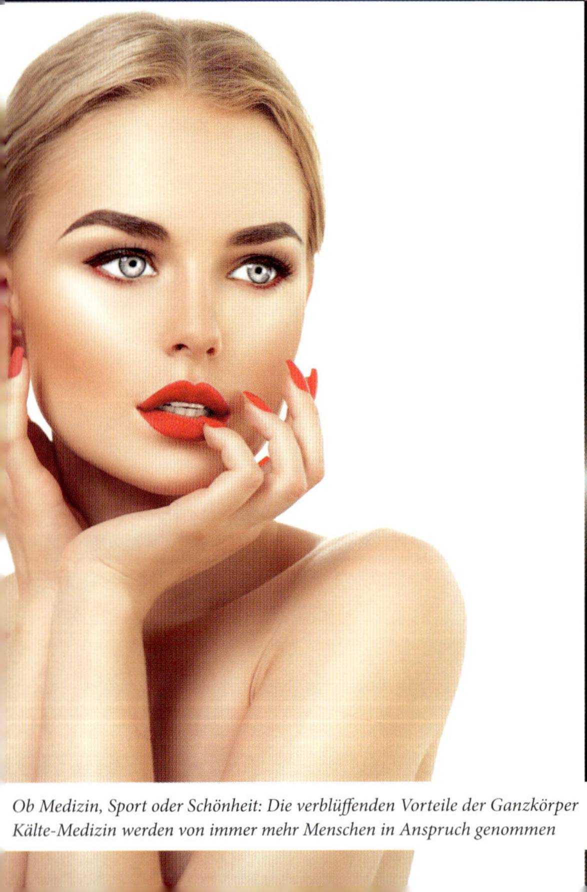
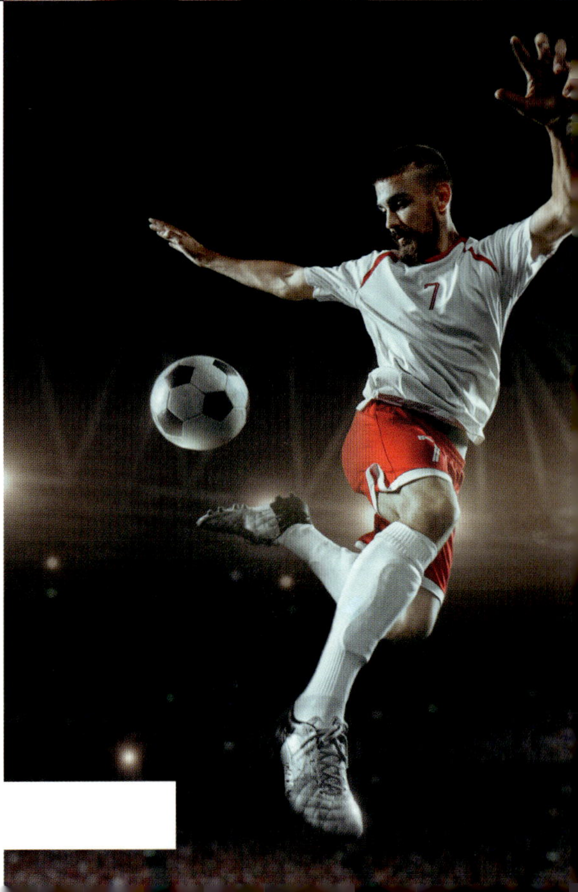

Ob Medizin, Sport oder Schönheit: Die verblüffenden Vorteile der Ganzkörper Kälte-Medizin werden von immer mehr Menschen in Anspruch genommen

Extrem wirkungsvolle physikalische Therapie

Die Ganzkörper-Kältetherapie gilt heute als eine der wirkungsvollsten physikalischen Therapiemöglichkeiten in dutzenden Anwendungsbereichen: Starke Schmerz- und Entzündungslinderung, Leistungssteigerung, raschere Regeneration, Verminderung von Schlafstörungen und Migräne, Burnout- und Depressions-Prophylaxe, Hilfe bei Neurodermitis und juckenden Schuppenflechten, verlangsamter Alterungsprozess, reduzierte Cellulite oder ein erhöhter Kalorienverbrauch sind nur einige der positiven Ergebnisse, die der Ganzkörper-Kältetherapie inzwischen von Gesundheitsexperten zugeschrieben werden.

So haben die Eiskammern in den letzten Jahren einen Boom nicht nur im Bereich Medizin, sondern auch im Sport und in der Schönheits- und Wellnessbranche ausgelöst. Topathleten, Models oder Schauspieler frieren inzwischen für einen leistungsfähigeren Körper, eine straffere Haut, für intensive Fettverbrennung, mehr Ausdauer, einen strahlenden Teint oder eine gesunde Langlebigkeit.

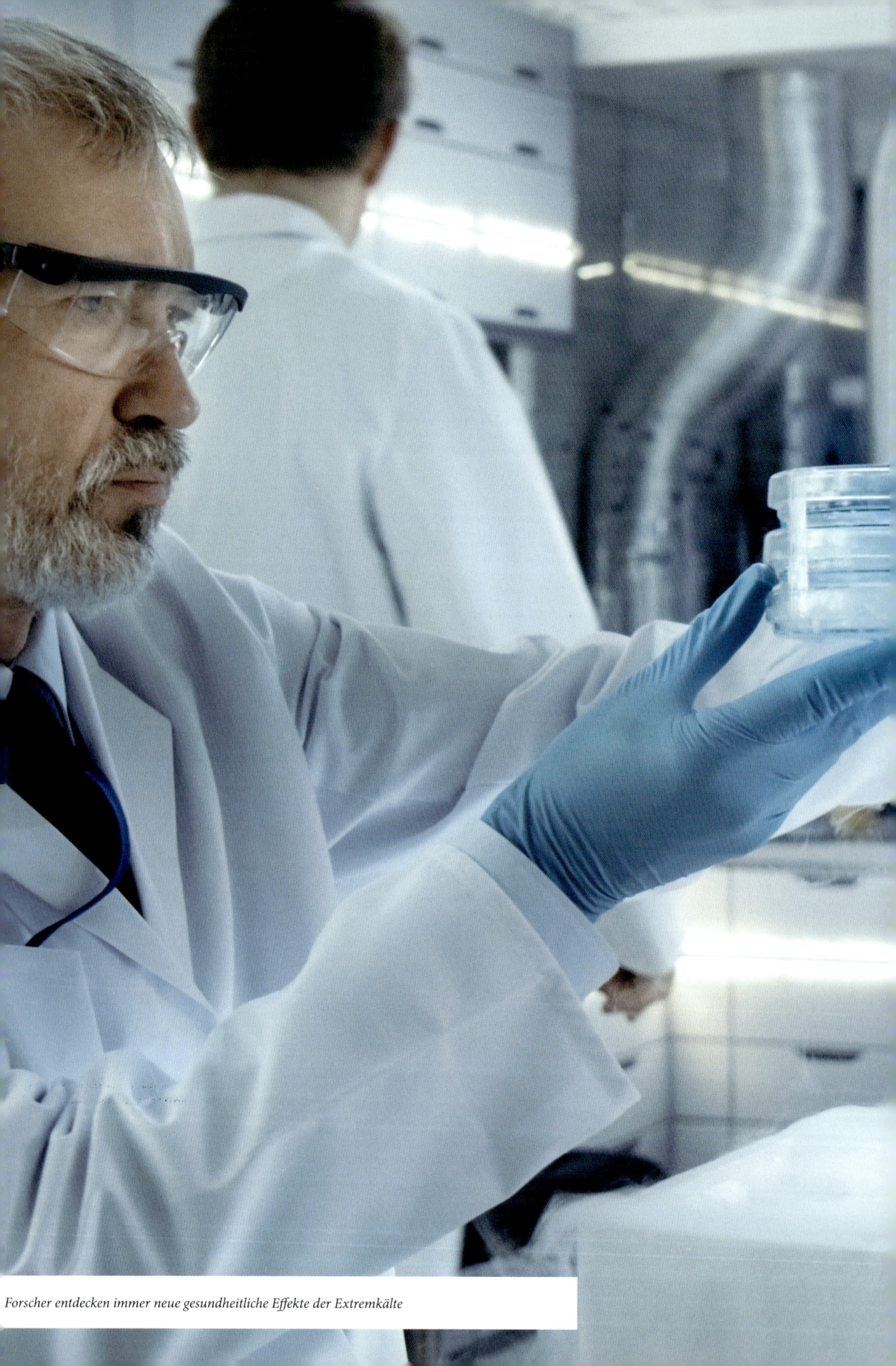

Forscher entdecken immer neue gesundheitliche Effekte der Extremkälte

3. KAPITEL

Kälte in der Medizin: Vom Mitläufer zum heimlichen Star

In der Medizin rückt die Ganzkörper-Kältetherapie offenkundig vom Status eines Mitläufers verstärkt in den Mittelpunkt des Interesses. Erst mit der Zeit, nach scheibchenweiser Erforschung der Wirkmechanismen und nach vielen klinischen Beobachtungen, beginnen Experten so langsam das wahre Wirkpotential des therapeutischen Beinahe-Alleskönners zu erkennen. Der Extremreiz entpuppt sich zusehends als Super-Therapie, wobei gar manche der aktivierten Mechanismen im Körper den Forschern noch Rätsel aufgeben.

Die kurz eingesetzte Extremkälte geht so tief in und unter die Haut, dass sie nicht nur begrenzt auf eine betroffene Körperregion wirkt, sondern aufgrund des von ihr ausgelösten Überlebensprogramms den gesamten Organismus erfasst. Dieser wird über komplexe Mechanismen des Zentralnervensystems in Sekundenschnelle zu gewaltigen Heilprozessen anregt.

Ob bei Stoffwechsel, Durchblutung, Sauerstoffzufuhr, Regenerationsfähigkeit, Blutzuckerregulierung oder Ausschüttung von Glückshormonen mit mächtigem Energieimpuls und Ankurbelung des Immunsystems - der innere Arzt regelt den Wert auf der Skala der Selbstheilungskapazitäten auf 100 Prozent nach oben.

Kein Wunder also, dass sich immer mehr Ärzte und vor allem auch Patienten für die Ganzkörper Kälte-Medizin erwärmen - in vielen Kliniken ist sie schon zu so etwas wie dem Star unter den verschiedenen Behandlungsformen avanciert.

„Unsere Erfahrungen haben gezeigt, dass wir 95 Prozent der Schmerzpatienten mit der Kältetherapie helfen können“

Frank Ruppenthal, Physiotherapeut

„Täglich ein Kältereiz“

Der renommierte deutsche Naturheilarzt und Bestsellerautor Prof. Dr. Andreas Michalsen etwa setzt am Immanuel-Krankenhaus in Berlin nachdrücklich auf die Kältekammer und spricht dabei offen von beeindruckenden Effekten: „Schmerzen verschwinden, Entzündungen werden für Stunden oder sogar Tage gedämpft. Nach einer seriellen Anwendung baut sich ein nachhaltiger Effekt auf, der Wochen bis Monate anhält. Es kommt zu einer sehr guten Verbesserung der Lebensqualität.“

Und in seiner Liste mit Maßnahmen zur Gesundheitserhaltung für jedermann findet man die klare Empfehlung: „Täglich ein Kältereiz” sollte es schon sein. Ob über ein minus 110 Grad kaltes Luftbad oder traditionell einen frischen Ganzkörper- oder Knieguss.

Hilfe für 95 Prozent der Schmerzpatienten

Das Immanuel-Krankenhaus setzte früh auf die in den 80er-Jahren aufkommende Behandlungsform und gilt inzwischen international als einer der Vorreiter in der Anwendung von Eiseskälte bei Rheuma- und Schmerzpatienten aller Art. Rund 100 Patienten werden täglich in die Kältekammer geschickt; über 70.000 waren es in den letzten drei Jahrzehnten. Für Frank Ruppenthal, den leitenden Physiotherapeuten, ist die Kältekammer so etwas wie das Herzstück der Spezialklinik für Rheumatologie, Osteologie, Orthopädie und Naturheilkunde: „Unsere Erfahrungen haben gezeigt, dass wir 95 Prozent der Schmerzpatienten mit der Kältetherapie helfen können.”

„Kältekammer in der Rangliste ganz oben”

Die Begeisterung der Patienten ist entsprechend groß. Sie spüren intensiv, dass Heilprozesse in Minutenschnelle in Gang gesetzt werden. “In der Rangliste der Therapien steht der extreme Kältereiz für die Besucher ganz oben”, sagt Ruppenthal. Viele von ihnen würden zu ihm sagen: “Die Kältekammer ist das Einzige, was mir primär hilft. Dann könnt ihr mit eurer normalen Arbeit kommen.”

Das Leistungsspektrum der Klinik im Bereich Kältetherapie hat sich seit ihrer Gründung 1989 deutlich ausgeweitet: Neben Kreislaufbeschwerden, dem chronischen Müdigkeitssyndrom, Hauterkrankungen oder (leichten) Depressionen stehen nun unter anderen auch Burnout, Schlafstörungen und Regenerationsmaßnahmen für übertrainierte Spitzen- und Hobbysportler auf der Liste der Kälteanwendungen.

Immer mehr Kliniken rüsten auf

Aufgrund der positiven Effekte rüsten mehr und mehr Reha-Kliniken, exklusive Gesundheitshotels und Schönheitszentren zwischen Nordsee und Alpen ihre Häuser mit Kältekammern aus, um auf dem ebenso umkämpften wie lukrativen Gesundheitsmarkt weiter erfolgreich sein zu können.

Sie bauen infolge des inzwischen voll entbrannten Konkurrenzkampfes um die nach ganzheitlicher Gesundheit strebende Klientel die spektakuläre Kryotherapie verstärkt in ihre Angebotspalette ein. Die moderne Ganzkörper Kälte-Medizin bringt fraglos eine wichtige Aufwertung für die Top Medical Wellness Resorts weltweit.

Nach Muskelrheuma zurück ins Leben

In der Rheumaklinik im bayerischen Bad Aibling, einem Haus der Deutschen Rentenversicherung Nordbayern, schwärmt Chefarzt Dr. Alex Höfter von den Erfolgen des Drei-Minuten-Kältetrips. Er sieht eine „hohe Zufriedenheit der Patienten", die es förmlich in die Kälte zieht und die den Frischekick während ihrer Kur auf Rezept meist zweimal täglich nutzen würden.

Höfter erzählt sichtlich berührt vom Fall einer 38jährigen Lehrerin, die nach einem Trauerfall acht Jahre lang unter schweren Fibromyalgie-Schmerzen litt. Selbst Bücken war mit dem Muskelrheuma nicht möglich, auch nicht andere einfachste Alltagsbetätigungen wie Bügeln, Kochen oder Waschen. „Nach einer vierwöchigen Kur mit ein bis zwei Kälteanwendungen pro Tag, also 30 bis 35 Sitzungen,

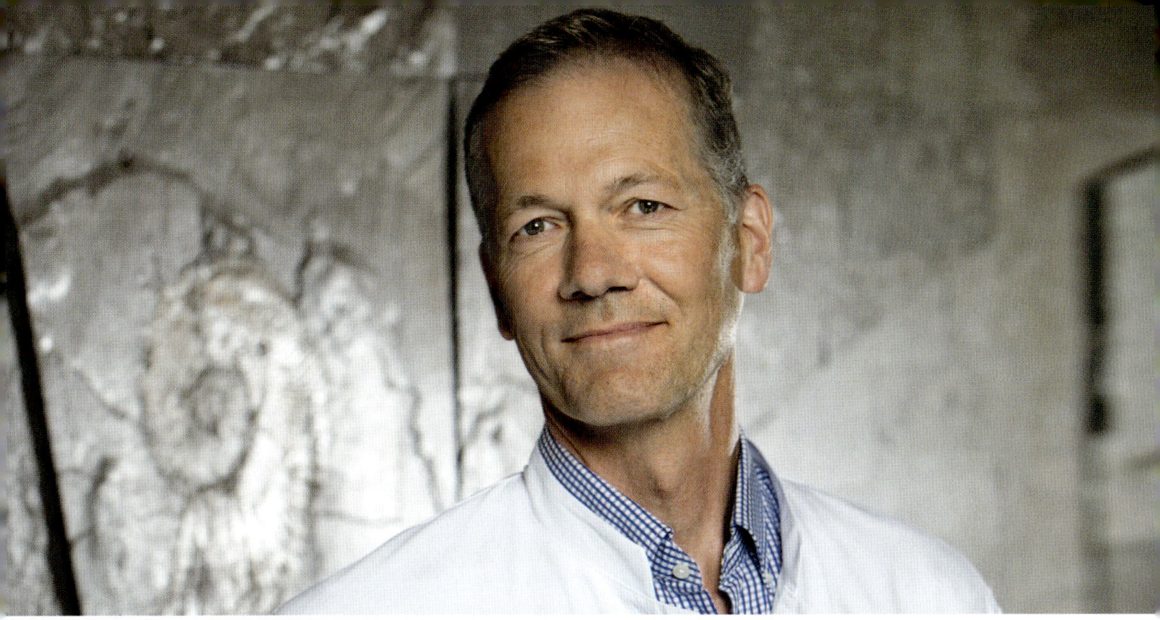

Dr. Alex Höfter, Chefarzt der Rheumaklinik Bad Aibling sieht eine „hohe Zufriedenheit der Patienten"

zeigte sich eine kolossale Funktionsverbesserung", berichtet Höfter. Die Lehrerin könne wieder ihren Beruf ausüben, joggen und ihren Alltag problemlos bewältigen… und ihre quälenden Schmerzen hätten sich für das nächste halbe Jahr verabschiedet.

„Die vielfältigen Wirkmechanismen der Ganzkörper-Kältetherapie zeigen sich meiner Erfahrung nach im menschlichen Organismus vor allem in einer signifikanten Schmerzreduktion, einer Verbesserung des subjektiven Wohlbefindens sowie einer beschleunigten Regeneration", betont in diesem Zusammenhang auch der Facharzt für Orthopädie und Stadtmediziner von Villach Dr. Martin Herzeg. Durch moderne digitalisierte Tools könnten individuelle Parameter zusätzlich fein abgestimmt, und somit die Effekte und Wirkmechanismen auf das muskuloskelettale System optimiert werden.

Vom Couchpotato zum „Minus-110°-Helden"

Was fast alle Kältekammer-Besucher nach seriellen Behandlungen durch die Bank verbindet, ist ein positiver Stimmungsumschwung nach der Anwendung - wachgerüttelt von einem Schwall an Glückshormonen, steigt das vorher meist angekratzte Selbstbewusstsein rapide an.

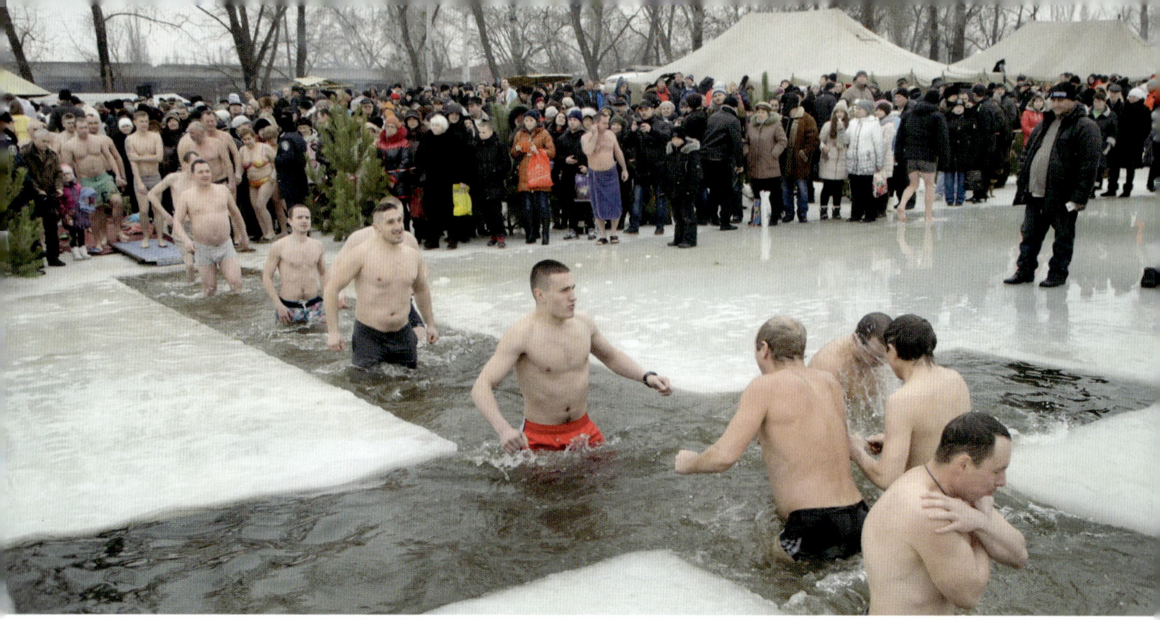

Sie fühlen sich extrem fit und zufrieden: Eisbader am orthodoxen Dreikönigstag in Moskau

Gar mancher erinnert sich da an spektakuläre TV-Bilder aus Moskau, wo zum Auftakt des orthodoxen Dreikönigstags jedes Jahr rund 100.000 Menschen bei strengen Minustemperaturen kopfüber in eiskaltes Wasser springen, um sich von ihren Sünden zu reinigen. „Etwas neidisch und mit schlechtem Gewissen habe ich mir das als geübter Couchpotato angesehen und konnte mir nicht vorstellen, so etwas selbst zu wagen", erzählt ein schmerzgeplagter Mittvierziger mit schelmischer Miene.

Die Körper der Eisbader pulsieren, sie fühlen sich extrem fit und lebendig. Eine Erfahrung, die er jetzt selber machen kann - bei minus 110 Grad für jeden erlebbar in einer Ganzkörper Kälte-Medizin-Kammer.

Man muss es ja nicht dem Tschechen Petr Kocian gleichtun, der es bei minus 125 Grad 13 Minuten und 12 Sekunden in so einer Frostbox ausgehalten hat. Oder dem Österreicher Josef Köberl, der es sich am Platz vor dem Wiener Hauptbahnhof gleich zwei Stunden und acht Minuten in einem mit Eiswürfeln gefüllten Glasbehälter bequem machte und nun den Weltrekord im Ganzkörper-Eiskontakt hält.

Allgemeine Vorteile der Kältekammer

- ✓ geringer Zeitaufwand
- ✓ kurze Anwendungsdauer
- ✓ schnell eintretender Wirkimpuls wie Schmerzlinderung oder Stimmungsaufhellung
- ✓ kontinuierliche Temperatur bis -110 °
- ✓ unkomplizierte, praktische, komfortable Anwendung
- ✓ positive Effekte sofort spürbar
- ✓ sicher wegen Elektrostrom-Kühlung
- ✓ schneller Frischekick/Glücksrausch
- ✓ muskulär entspannend
- ✓ keine Ausrüstung oder Vorbereitung nötig
- ✓ kcin Duschen hinterher
- ✓ trockene kalte Luft viel angenehmer und wirkungsvoller als Eisbäder

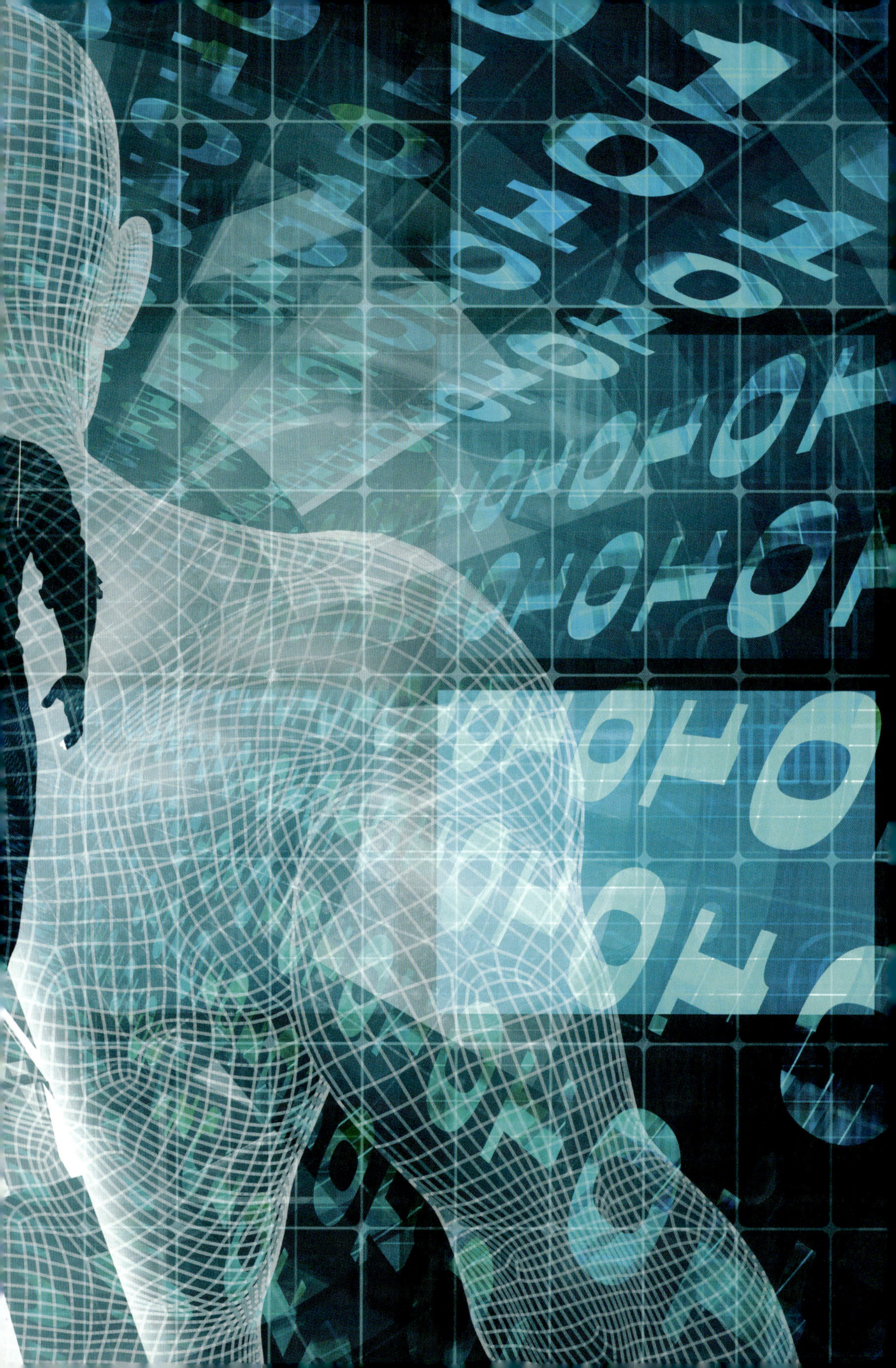

4. KAPITEL

Die Digitalisierung der Kältetherapie

Es war der deutsche Arzt Hermann Brehmer, der Mitte des 19. Jahrhunderts als einer der ersten Heilkundigen kalte Luft als Therapeutikum nutzte. Liegekuren an der frischen Luft nannte man das damals. In den überall im Lande entstehenden Sanatorien suchten vor allem Lungentuberkulose-Patienten Heilung. Mehrere Stunden täglich lagen sie für ihre Genesung in Liegestühlen in den großen Parkanlagen der allseits bekannten Luftkurorte.

Heute, rund 150 Jahre später, sieht ein Luftkurort etwas minimalistischer aus: Er ist gerade einmal drei Quadratmeter klein, die Patienten gehen bei minus 110 Grad kalter Luft langsam auf der Stelle und suchen so rasche Linderung ihrer Leiden. Die Entwicklung in der medizinischen Kältetechnik ist rasant vorangeschritten, und sie hat gerade einen weiteren großen Schritt nach vorne gemacht. Für viele Experten aus der Gesundheitsbranche ist es ein Quantensprung.

Minus 110 Grad nur noch solo mit individueller Anwendungszeit

Die moderne Ganzkörper Kälte-Medizin setzt nämlich in Zukunft auf eine Einzelanwendung mit einer individuellen Anwendungszeit - zumindest, wenn es nach einem deutsch-österreichischen Entwicklungsprojekt geht, bei dem sich innovative Kältekammer-Hersteller und Software-Entwickler zusammengetan haben.

„Die Digitalisierung der Kältetherapie soll helfen, bei jedem einzelnen Anwender die maximal erreichbaren positiven Effekte auszulösen“, erklärt Manfred Pesek, Business Development- und Marketing-Chef eines namhaften Kältekammer-Herstellers. Das Unternehmen setzt nicht nur voll auf die Entwicklung und Produktion von elektrisch gekühlten Solo-Hightech-Zweikammer-Kältekabinen, sondern geht gleich noch einen Schritt weiter in die Zukunft. Stichwort „personalisierte Medizin“: Das bisherige standardisierte Prozedere, wonach gleich vier Besucher exakt drei Minuten zusammen frieren, bezeichnet Pesek als überholt. Es sollte zum Wohle des einzelnen Anwenders optimiert werden, meint er, sowie das hinter ihm stehende Experten-Netzwerk.

Den Hintergrund für diese Aussagen bildet der durchaus plausible Hinweis, dass es etwa für einen Mann mit 105 kg Körpergewicht nicht die gleiche Aufenthaltszeit in der Kältekabine geben kann wie für eine Frau oder einen Mann mit 65 kg.

Drei-Minuten-Methode für jedermann „unseriös und paradox“

Auch das angesehene Nachrichtenmagazin „Focus“ bekrittelt die Drei-Minuten-Anwendungszeit für jedermann als „unseriös“: Diese 08/15 Methode sei „paradox“ und werfe die Frage auf, „wie bei dieser Art der Behandlung eine junge Leistungssportlerin im Teenageralter, ein erwachsener Mann oder ein Rheumapatient im fortgeschrittenen Alter unter exakt den gleichen Bedingungen zu dem für sie optimalen Behandlungsergebnis kommen sollen“. Mittlerweile bekommen die Kritiker auch unerwartete Unterstützung von dritter Seite: Aufgrund der Corona-Krise werden nach Meinung von Experten wegen der Ansteckungsgefahr mit dem Virus bald nur noch Solo-Anwendungen in der Kältekammer erlaubt sein.

Um die ideale Aufenthaltsdauer für jeden in der Eiseskälte zu bestimmen, wurde jetzt von Ärzten und weiteren Partnern eine neue Gesundheitssoftware für die Ganzkörper Kälte-Medizin entwickelt. Hier trifft Hightech auf die schon beschriebene „Hormesis“ der Naturheilkunde: Was ist der richtige Reiz, was die richtige Anwendungszeit, die zum bestmöglichen Therapie-Ergebnis, zur optimalen Anpassung führen?

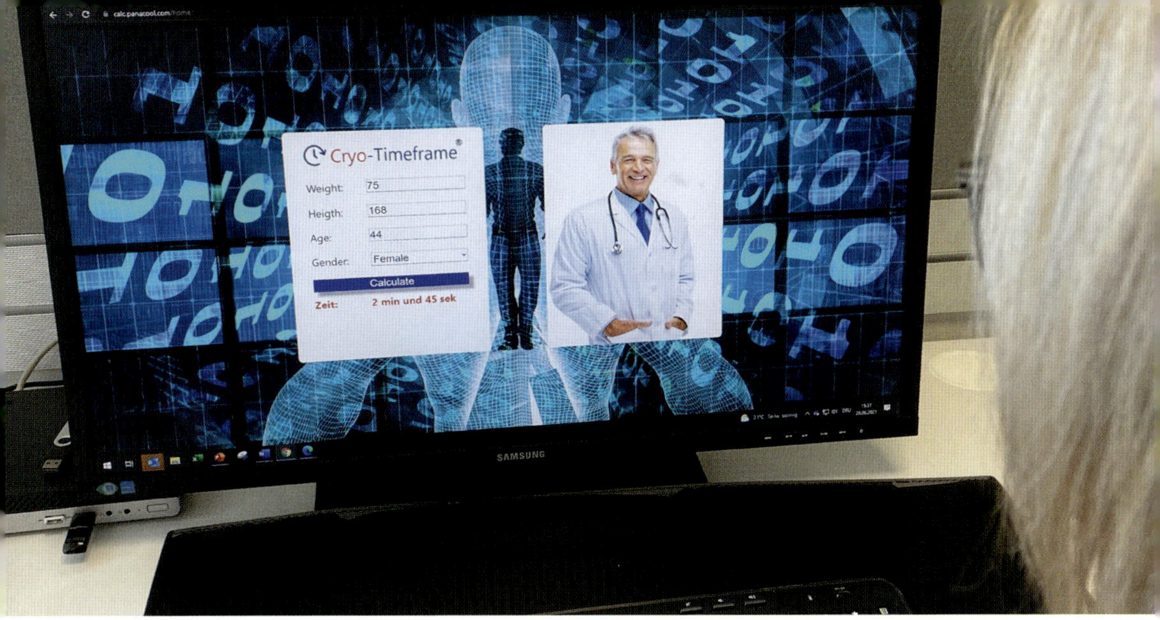

Kneipp 2.0: In den modernen Kältekammern wird die „personalisierte Medizin" zur Realität

Neue Gesundheits-Software optimiert Therapieerfolg

Bei dieser Art der personalisierten Medizin werden unter anderem die vier Parameter Gewicht, Größe, Alter und Geschlecht berücksichtigt. Anhand dieser Eingaben errechnet diese Gesundheits-und Timing-Software (Kryo-Time Personality®) mithilfe eines speziellen Algorithmus für jeden Besucher die individuell optimale Besuchszeit für die Kältekammer.

Die Software soll so den Behandlungserfolg steigern: Die Kunden können auf Grundlage einer objektiven Datenbasis nachvollziehen, warum eine bestimmte Dauer der Anwendung und auch ein bestimmter Behandlungsrhythmus empfehlenswert sind. „Der Zeitpunkt und die Individualität der Behandlung", mahnt in diesem Zusammenhang der „Focus" an, „muss sich nach dem idealen Behandlungsrhythmus für den Anwender und nicht nach der besten Auslastung des Kryotherapie-Anbieters richten."

Aus 4 mach 1 - kleinere exklusive Zwei-Kabinen-Systeme

Auch um die Luftfeuchtigkeit so gering wie möglich zu halten, bauen innovative Kältekammer-Hersteller wie Panacool künftig kleinere Zwei-Kabinen-Systeme für jeweils nur einen bis zwei Besucher statt wie bisher üblich für vier. „Das hat den Vorteil", sagt Kältemedizin-Manager Pesek, „dass bei den vielen Anwendungen auch weniger Luftfeuchtigkeit, die ja Tiefenkälte schwerer erträglich macht, in die minus 110 Grad kalte Hauptkammer geschleust wird. Die modernen Kabinen können auch mit einem edleren Design ausgestattet werden, was sie zu einem neuen Hingucker im Gesundheitsbereich werden lässt. Zudem findet sich für die Zweikammer-Solokabinen überall leichter und schneller ein Platz, als für die älteren und energieraubenden Kolosse."

Erfolgsrezept: Keine Luftfeuchtigkeit, hoher Anwendungskomfort

In der Vorkammer trocknet die normal vorhandene Körperfeuchte bei rund -40°C schnell ab, bevor nach rund 30 Sekunden die Hauptkabine durch eine interne Verbindungstüre betreten wird. Die vergleichsweise moderate Temperatur der Vorkammer ist laut Experten ausreichend, um diesen Effekt optimal zu erzielen. Ein weiterer Vorteil des Zweikammer-Systems besteht darin, dass trotz der laufenden Türöffnungen die Temperatur in der Hauptkabine stabil gehalten werden kann.

Nur geringe Wirkung bei -60 bis -80 Grad

Der therapeutische Wirkmechanismus ist ausschließlich durch die Temperatur von bis -110 °C in der Hauptkammer gegeben, wie Professor Winfried Papenfuß immer wieder betont. „Unter der Kälteeinwirkung -100 bis -110 Grad und darunter kommt es zu einem Absinken der entzündungsfördernden Immunzellen, der proinflammatorischen Zytokine und anderen Entzündungsparametern sowie zu einem Anstieg der entzündungshemmenden Immunzellen und der antiinflammatorischen Zytokine. Bei einer Expositionstemperatur von -60 bis -80 Grad wird dieser Effekt nicht erreicht. Das ist in Übereinstimmung mit der ausbleibenden Schmerzlinderung bei Patienten mit einer rheumatoiden Arthritis, die bei einer therapeutischen Temperatur von bis -110 Grad signifikant ist."

Kühlung mit Elektrostrom statt Stickstoff

Voraussetzung für den Therapieerfolg ist also eine kontinuierliche Zufuhr der immer gleichen Eiseskälte von -110 Grad, weil nur damit die Absenkung der Temperatur der Hautoberfläche unter fünf Grad Celsius garantiert ist.

Die Kühlung der Kältekammern über Elektrostrom ist dabei heute das Mittel der Wahl. Die ersten Ganzkörperkabinen der 80er Jahre funktionierten noch auf Basis der Kühlung mit flüssigem Stickstoff, wurden später aber aus Sicherheitsgründen aussortiert. So ordnet die US-amerikanische Aufsichtsbehörde FDA aktuell die Benutzung von flüssigem Stickstoff in der Kryotherapie wegen möglicher gesundheitlichen Gefahren als bedenklich ein.

In Europa sind heute jedoch noch einige Stickstoff-Kältekammern in Betrieb. Neue gesetzliche Regeln für den Einsatz des geruch- und farblosen Gases werden jedoch ab 2020 auch in der EU in Kraft gesetzt. Damit wird sich wohl der Einsatz dieser Art von Kältekabinen weiter reduzieren. Strombetriebene Kammern dagegen gelten als sicherer, umweltfreundlicher und auch viel kostengünstiger im Betrieb.

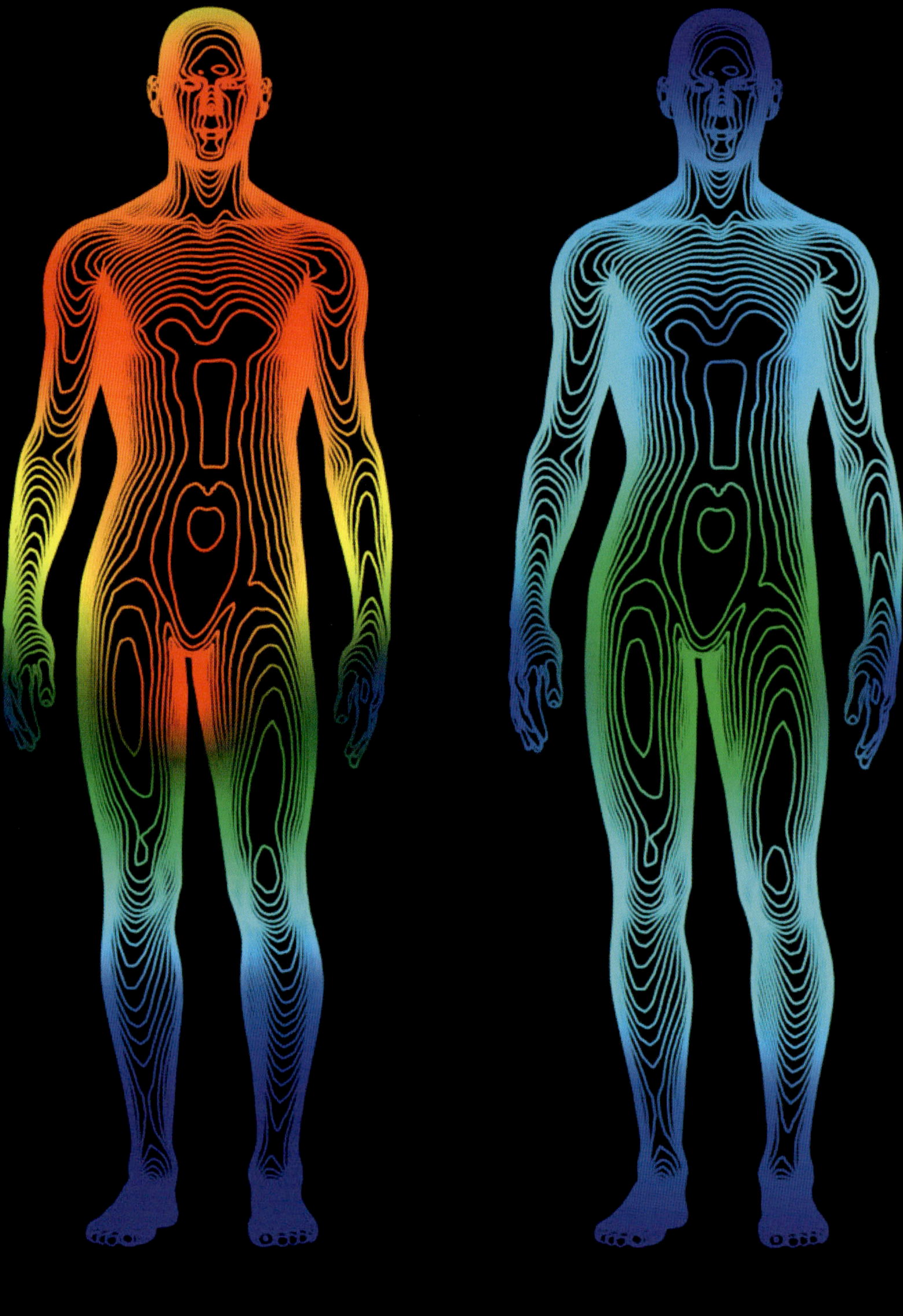

5. KAPITEL

Perfektes Gefäßtraining - die PMC-Methode

Die digital gesteuerte Kälte-Medizin der Zukunft mit ihren oben beschriebenen Optimierungen übt eine intensive Wirkung besonders bei der Förderung der Mikrozirkulation im Körper aus, wie erste klinische Beobachtungen und Erfahrungen zeigen. „Panacool Micro Circulation" (PMC) heißt denn auch der neue klingende Markenname, den sich der Kältekammer-Produzent aus Österreich für seine innovative Methode des Gefäßtrainings gegeben hat.

Als physikalische Therapie sorgt die moderne Hightech-Kältetherapie immer offenkundiger dafür, dass die Mikrogefäße im Körper besonders geschmeidig und dehnbar bleiben.

Durch den in der Einzelanwendung perfekt gesetzten Reiz im extrem trockenen Sonderklima der Kältekammer ziehen sich die winzig kleinen Blutgefäße zunächst zusammen, und nach dem Temperaturausgleich danach weiten sie sich wieder - sie werden gleichsam trainiert, sind dadurch elastischer und durchlässiger. Der Pumpeffekt ist ein Gefäßtraining par excellence.

Die Blutgefäße, die nur ein Siebentel so dünn wie ein Haar sind, schlängeln sich in einer unvorstellbaren Länge von insgesamt rund 100.000 Kilometern durch den Körper und versorgen unsere zirka 100 Billionen Zellen mit überlebenswichtigem Sauerstoff und Nährstoffen, gleichzeitig transportieren sie Giftstoffe aus dem Stoffwechsel wie Kohlendioxid ab.

Gutes rein, Schlechtes raus = ewige Jugend

Die meisten von uns kennen den Satz: Du bist so alt wie deine Gefäße. Halten wir sie mittels Extremkälte jung, flexibel und biegsam, fließt in uns frische Lebensenergie. Ewige Jugend ist letztlich nichts anderes eine permanente, hundertprozentig funktionierende Ver- und Entsorgung unserer Zellen: Gutes muss rein, Schlechtes raus.

Können Stoffwechselendprodukte aber nur unzureichend abtransportiert werden, sind entzündliche Reaktionen unvermeidlich. Tritt die Störung über fünf bis zehn Jahre auf, kann es zu verschiedensten Erkrankungen kommen.

Frieren und Bibbern kann demgemäß ein Jungbrunnen sein, Beschwerden vorbeugen und uns gesund älter werden lassen. Nur wenn das Blut in unseren Minigefäßen ungehindert fließt, können wir unsere körperliche wie geistige Leistungsfähigkeit erhalten oder sogar verbessern.

80 Prozent der Krankheiten aufgrund von Gefäßproblemen

Die Wissenschaft weiß inzwischen, dass etwa 80 Prozent aller schweren Leiden durch Beeinträchtigungen in der Mikrozirkulation entstehen. „Schädigungen der kleinen Gefäße sind der Ausgangspunkt von großen Erkrankungen wie allgemeine Leistungsschwäche, Bluthochdruck, Diabetes, Schlaganfall, Herzinfarkt, Demenz und anderen Erkrankungen des Gehirns“, schreibt etwa die angesehene American Heart Association.

Dennoch wird der Mikrozirkulation noch immer viel zu wenig Beachtung geschenkt. Wenn etwa Medikamente nicht wirken, kann man davon ausgehen, dass der Wirkstoff durch eine geschädigte Mikrozirkulation gar nicht erst dort ankommt, wo er wirken soll. Die Hauptursachen für Durchblutungsstörungen der Menschen

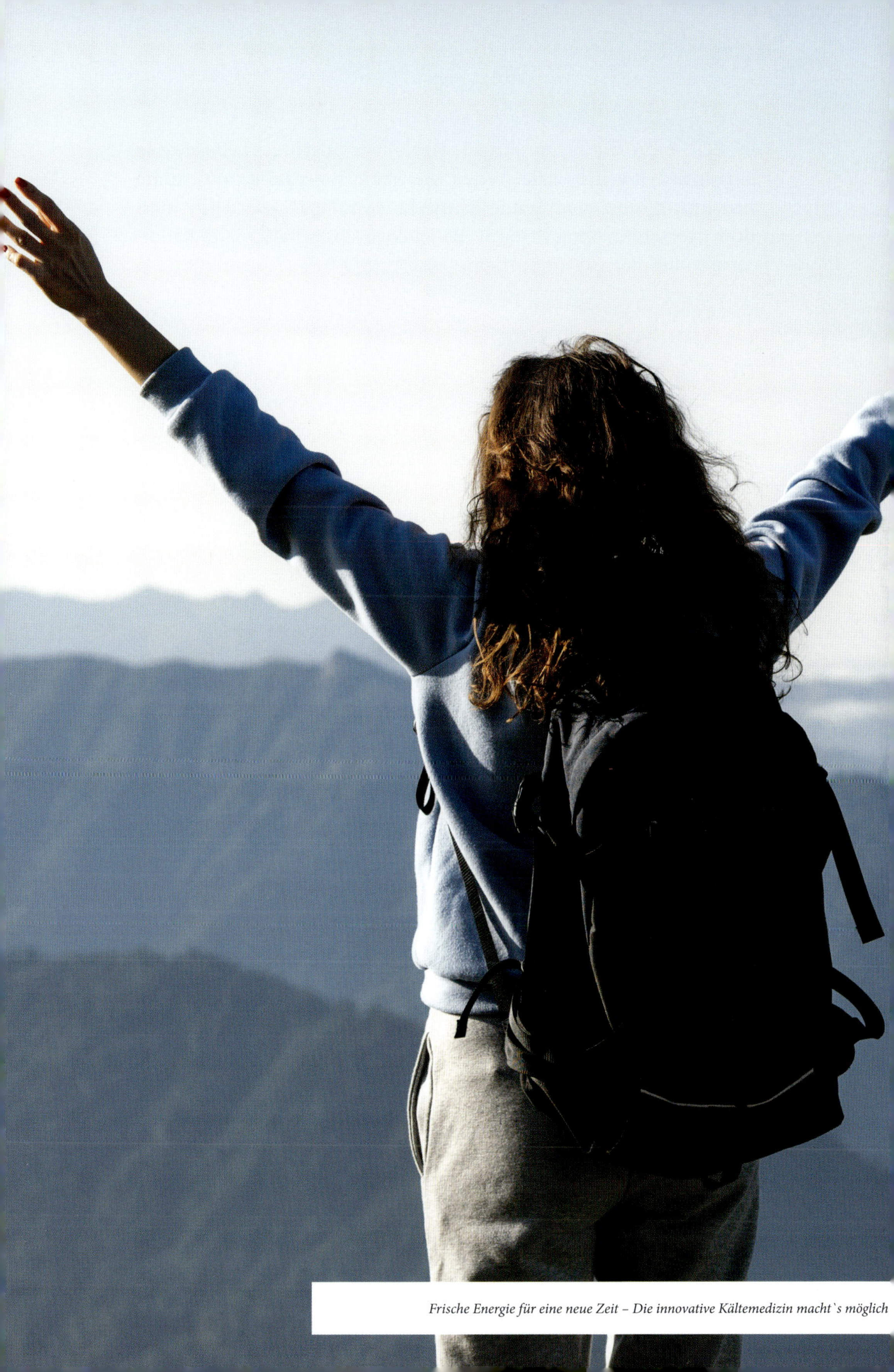

Frische Energie für eine neue Zeit – Die innovative Kältemedizin macht`s möglich

in den Industriestaaten liegen vor allem in ihrer Lebensweise begründet. Psychosozialer Stress, zu wenig Bewegung, ungesunde Ernährung und wachsende Umweltbelastungen wie Luft- und Bodenverschmutzung bringen die lebenswichtige Mikrozirkulation direkt oder indirekt ins Stocken.

Der mündige Bürger ist gefragt

Die Folgen haben wir jeden Tag vor Augen: ein Nachlassen der Lebensenergie und Leistungsfähigkeit, rasant wachsende Zivilisationsleiden wie Herzinfarkt, Krebs, Fettleibigkeit oder Diabetes sowie vorzeitiges Altern. Mit dem Einsatz der Ganzkörper Kälte-Medizin können wir gegensteuern - dennoch sind wir aufgerufen, die Verantwortung für unsere Gesundheit zu übernehmen, die Komfortzone unserer Gewohnheiten zu verlassen und uns als mündige Bürger zu zeigen.

Das Ziel sollte eine neue, individuell abgestimmte ganzheitliche Gesundheitskultur sein. Krisen wie in Zeiten einer Pandemie können dabei den Weg zur Veränderung weisen.

Vorteile der Digitalisierung und PMC-Methode auf einen Blick

- ✓ Individuell abgestimmte Einzelanwendung in der Kältekammer
- ✓ optimale Trocknung der Haut in der Vorkammer bei -40°
- ✓ mehr Komfort durch weniger Luftfeuchtigkeit in der Hauptkammer
- ✓ stabile Tiefenkälte von -110°
- ✓ individuelle Kältereiz-Dauer durch personalisierte Software
- ✓ optimale Therapiefrequenz und Anzahl der Behandlungen
- ✓ genauere Wiederholungsintervalle
- ✓ stärkerer positiver Effekt auf die Gesundheit
- ✓ bestes Gefäßtraining durch intensivierte Blut-Mikrozirkulation (PMC-Methode)
- ✓ Effektiverer Transport von gesunden Vitalstoffen
- ✓ bessere Wirkung von Medikamenten
- ✓ schnellerer Abtransport von Giftstoffen
- ✓ mehr Komfort
- ✓ Sicherheit und günstigerer Betrieb durch Kühlung mit Elektrostrom statt Stickstoff

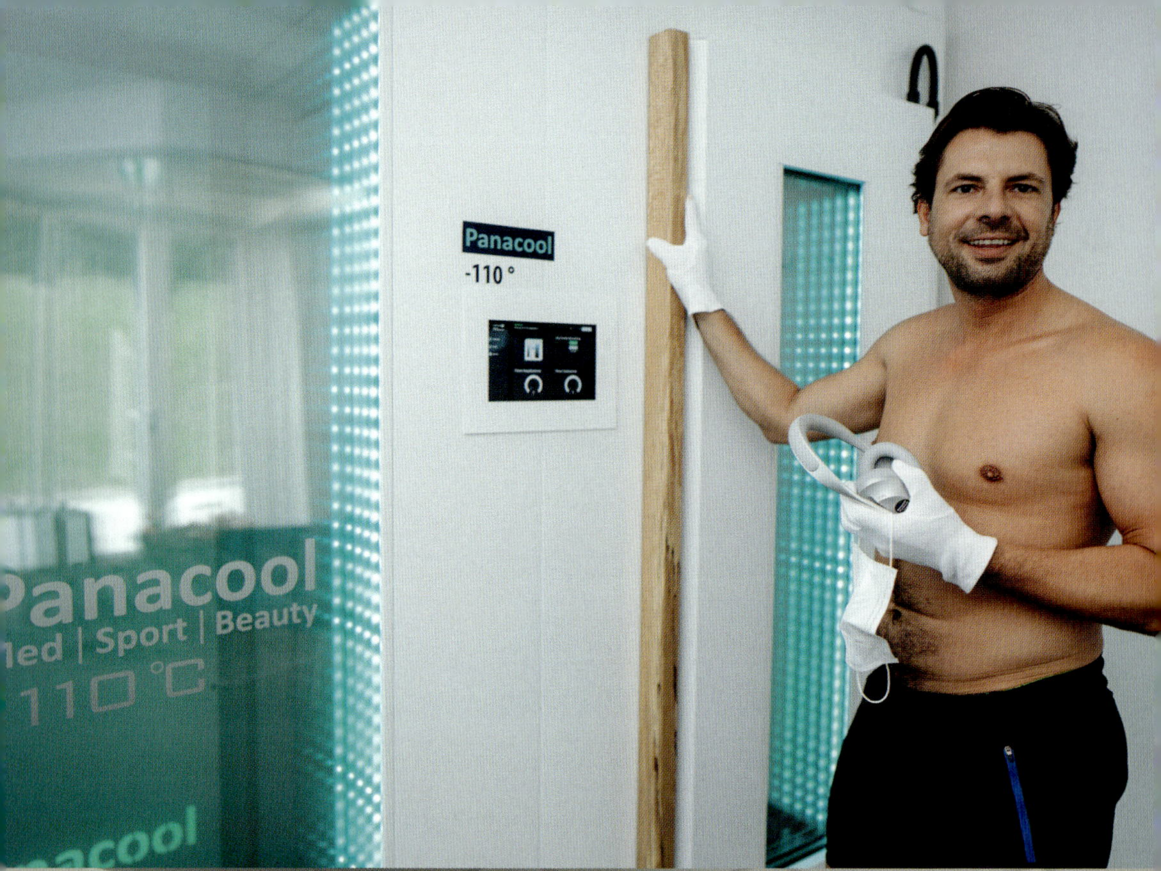
Panacool
-110 °
Panacool
Sport | Beauty

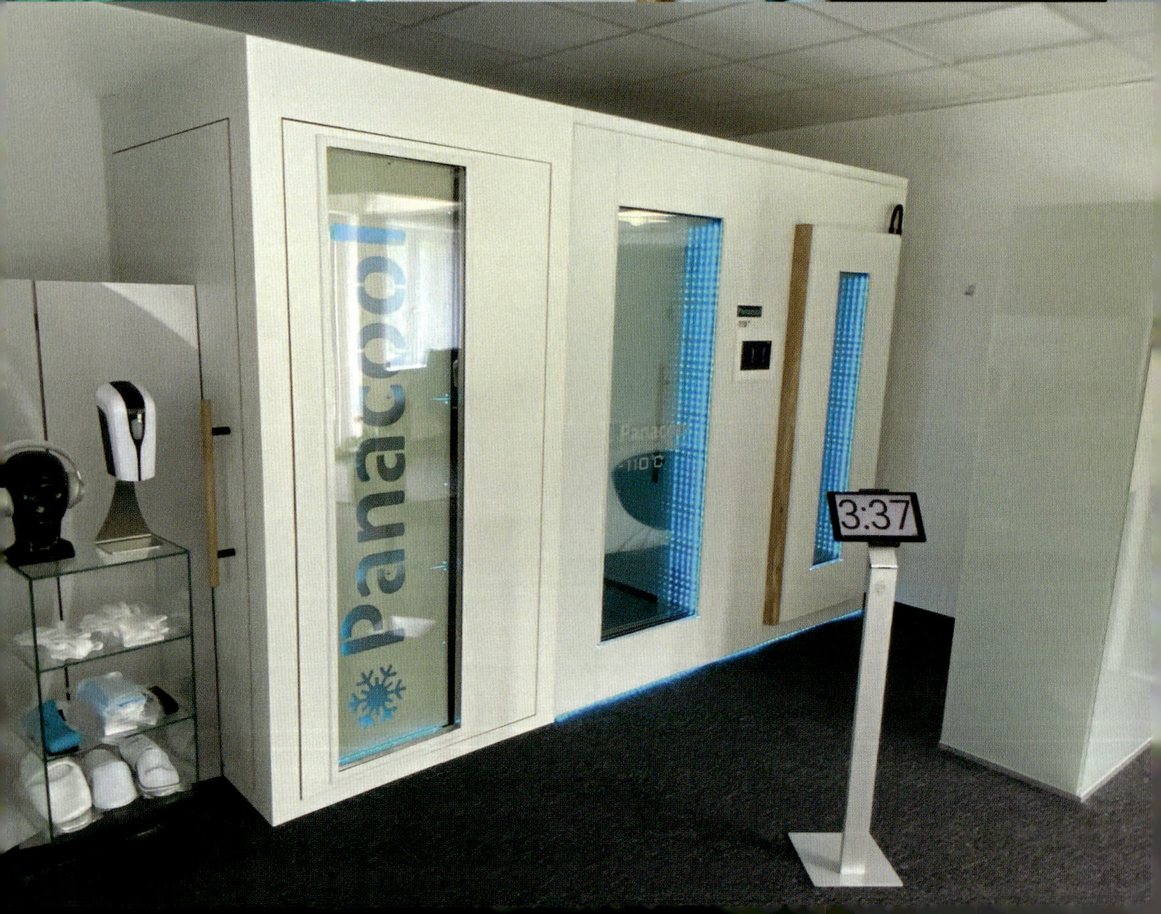
Panacool
3:37

6. KAPITEL

So funktioniert die Anwendung in der Kältekammer

Bevor Sie die Kältekammer betreten, erfolgt durch das geschulte Personal eine fachgerechte Einweisung sowie eine Kurzanamnese.

Der Besuch in der Kältekammer erfordert das Tragen von Badebekleidung inklusive Mund-, Nasen- und Ohrenschutz, Handschuhen, dicken Socken und Schuhen.

Entfernen Sie vor dem Betreten der Kältekammer alle Ohrringe, Piercings oder anderweitige Schmuckstücke, setzen Sie Ihre Metall-Brille ab oder entfernen Sie Ihre Kontaktlinsen. Auch Pflaster sind abzunehmen.

Verwenden Sie vor der Anwendung keine Cremes oder Lotionen. Entfernen Sie wenn nötig auch das Makeup um alle Vorteile für die Haut in vollem Umfang nützen zu können. Haare und die Haut sollten vollständig trocken sein. Es wird empfohlen, drei bis vier Stunden vor der Therapie nicht zu duschen oder die Sauna zu benutzen.

Setzen Sie sich vorweg keiner Sonnenbestrahlung aus. So vermeiden Sie, dass Ihre Haut zu viel Feuchtigkeit enthält, der Trocknungsprozess in der Vorkammer erfolgt dann optimal.

Zuerst betreten Sie die Vorkammer, in der eine Umgebungstemperatur von minus 40 Grad Celsius herrscht. Hier gewöhnt sich der Körper an die Kälte und die Restfeuchtigkeit auf der Hautoberfläche trocknet ab. Nach rund 25 Sekunden sind Sie nun bereit für die Einzelanwendung in der Hauptkammer.

„Für therapeutische Langzeiteffekte sind normalerweise zwischen zehn und 30 serielle Besuche in der Kältekammer empfehlenswert, wobei zwei Aufenthalte pro Tag bei den meisten Besuchern erfahrungsgemäß den besten Effekt erzielen."

Der Therapeut gibt Ihnen von außen durch eine Glasscheibe ein Zeichen, dass Sie die Hauptkammer betreten dürfen. Hier beträgt die Temperatur minus 110 Grad Celsius. Bei den modernen Kältekabinen (Panacool 110) weist ein blinkendes Licht nach 25 Sekunden den Anwender darauf hin, jetzt die Haupttherapiekabine zu betreten. Die Luft ist hier extrem trocken und reich an Sauerstoff und fühlt sich für die meisten Besucher überraschend angenehm an.

Die Dauer des Aufenthaltes beträgt zwischen rund eineinhalb und dreieinhalb Minuten - je nachdem, was ein medizinisches Software-Programm zuvor für Sie errechnet hat.

Bewegen Sie sich langsam auf der Stelle. Atmen Sie flach und konzentrieren Sie sich immer auf die Atmung, entspannen Sie.

Während der gesamten Zeit sind Sie unter ständiger Beobachtung und werden persönlich betreut.

Nach Ablauf der individuell festgelegten Therapiezeit gibt Ihnen der Therapeut von außen das Zeichen zum Verlassen der Hauptkammer. Bei modernen Kabinen blinkt wieder das Licht als Zeichen der abgelaufenen Therapiezeit. Sie gehen nun zügig durch die Vorkammer hinaus. Sofort nach dem Verlassen der Kältekabine werden Sie sich angenehm erfrischt und vital fühlen.

Tipp: Wenn Sie eine Gewichtsreduktion anstreben, sollten Sie in der folgenden, bis zu sechs Stunden langen Nachglüh-Phase keine Nahrung zu sich nehmen. Langfristig gesehen, können Sie so eine Menge an inaktivem, schwabbeligem weißem Fett verbrennen und an Ihrem idealen Taillen-Umfang arbeiten.

Für therapeutische Langzeiteffekte sind normalerweise zwischen zehn und 30 serielle Besuche in der Kältekammer empfehlenswert, wobei zwei Aufenthalte pro Tag bei den meisten Besuchern erfahrungsgemäß den besten Effekt erzielen.

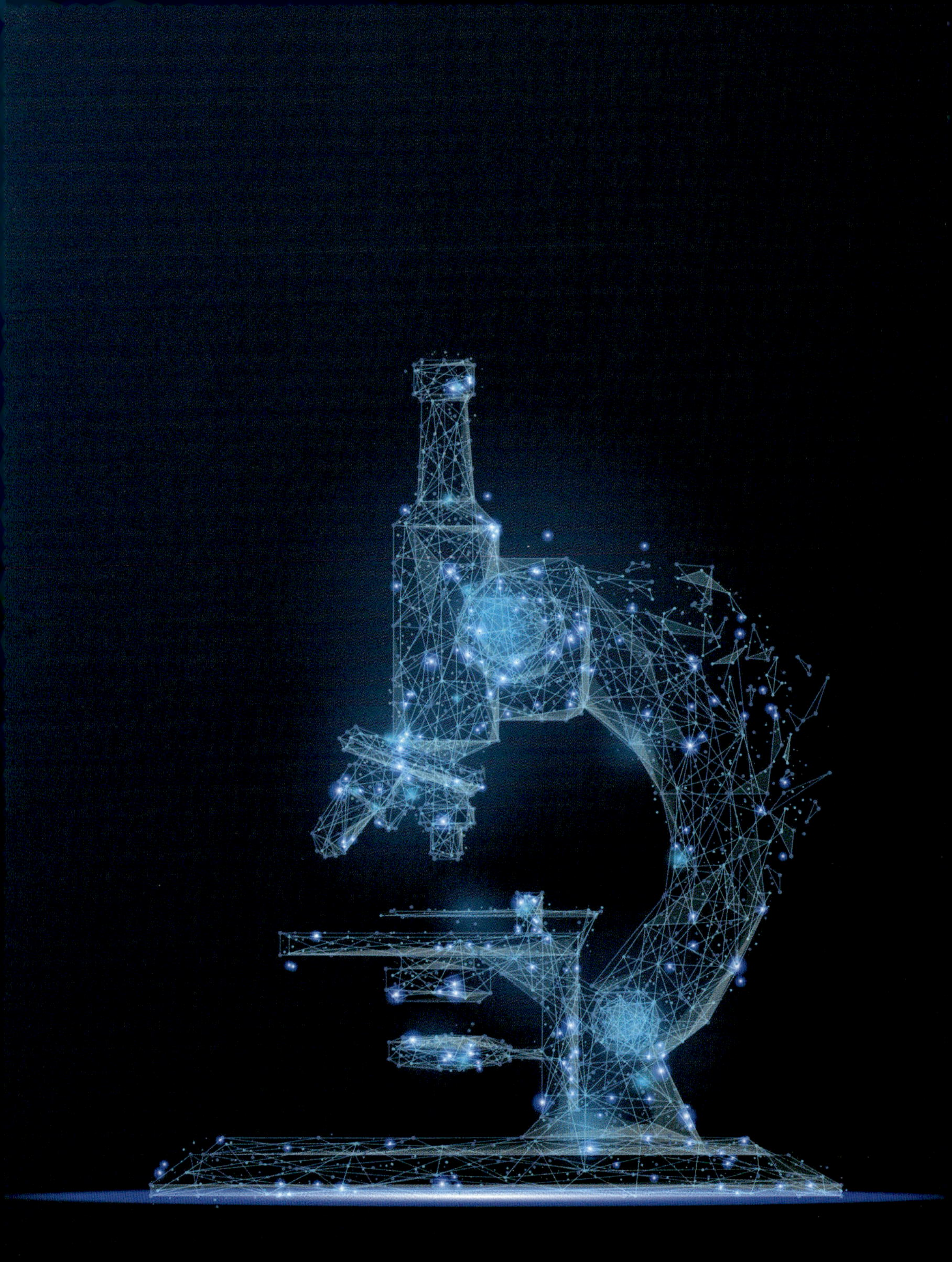

7. KAPITEL

Über 600 Studien: Indikationsliste immer länger

Im Februar 2006 trafen sich die führenden Experten der Ganzkörper-Kältetherapie im österreichischen Kurort Bad Vöslau, um eine gemeinsame Erklärung zu den wissenschaftlichen Erkenntnissen und einer standardisierten, modernen Form der Kälte-Medizin zu verfassen.

Seit der erstmaligen Anwendung durch den japanischen Rheumatologen Toshiro Yamauchi zur Behandlung der rheumatoiden Arthritis sind mehr als vier Jahrzehnte vergangen. Viele Forschungsergebnisse sind seitdem hinzugekommen, heute gibt es aktuell über 600 Studien zu der Methode. Das Spektrum der Indikationen hat sich erstaunlich erweitert, zu immer mehr Krankheitsbildern gibt es wissenschaftliche Belege und vor allem auch Erfahrungsberichte begeisterter Anwender.

In dem Konsensus-Papier der Experten wird die Ganzkörper-Kältetherapie als gut verträgliche Behandlungsform bezeichnet, die Abbruchquote sei gering. Obwohl kaum Nebenwirkungen auftreten, gibt es aber auch Patienten, für die aufgrund einer besonderen Kälteunverträglichkeit, geringer Stressresistenz oder schwerwiegender Krankheiten die Methode keine Therapieoption darstellt.

Für Gesundheitsexperten ist es durchaus sinnvoll, auch Krankheitsbilder, bei denen es schon positive klinische Beobachtungen gibt, aber noch kein wissenschaftlicher Konsens besteht, in die allgemeine Indikationsliste aufzunehmen.

Dazu gehören einige Hautkrankheiten, Fibromyalgie, Muskelspastiken oder das Asthma bronchiale. In verschiedenen Indikationslisten erscheinen weitere Leiden wie Neuralgien, Zustand nach Schlaganfall oder Insult, Diabetes, Bindegewebserkrankungen, Multiple Sklerose sowie einige weitere Autoimmunerkrankungen.

Und die Anwendungsliste wird jeden Tag länger, weil ständig neue positive Effekte der -110 Grad Celsius kalten Luftkur entdeckt werden.

„Es besteht aber sicher noch Bedarf nach weiteren wissenschaftlichen Untersuchungen", meint der österreichische Uni-Professor und renommierte Schmerztherapeut Dr. Rudolf Likar. Die Erfolge der Ganzkörper Kälte-Medizin seien jedoch offenkundig nicht wegzudeuteln - deshalb hat der Generalsekretär der Österreichischen Schmerzgesellschaft für die Zukunft die Erstellung von umfangreichen Studien vorgeschlagen, um die Methode in einem großen medizinischen Rahmen einsetzen zu können.

Begrüßenswert sei, so Likar, dass die bisherige Standardisierung wie gleiche Zeitdauer und gleiche Temperatur für jeden Probanden in der Kältekammer bereits durch ein modernes computergestütztes Programm ergänzt wird, welches die individuellen Bedürfnisse berücksichtigt.

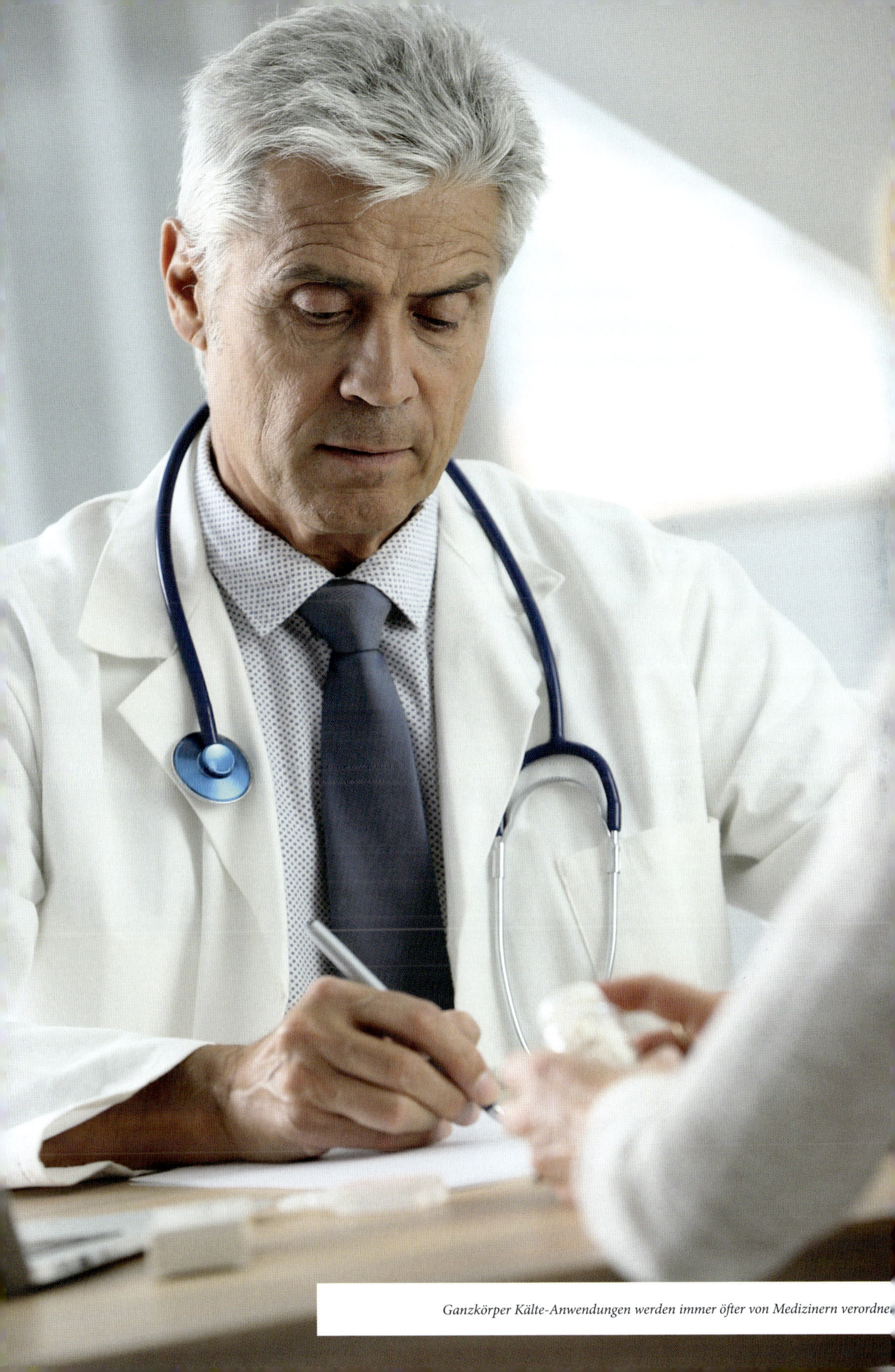

Ganzkörper Kälte-Anwendungen werden immer öfter von Medizinern verordne

Indikationen in der Medizin auf einen Blick

- ✓ Rheumatische Erkrankungen mit Schmerz und Entzündung
- ✓ Chronisch-entzündliche Leiden des Bewegungsapparate
- ✓ Entzündungen der Wirbelkörper (Spondylitis)
- ✓ Primär chronische Polyarthritis (PCP)
- ✓ Morbus Bechterew
- ✓ Faser-Muskel-Schmerzen (Fibromyalgie)
- ✓ Entzündung des Unterhautfettgewebes (Pannikulitis)
- ✓ Degenerative Gelenkserkrankungen (Arthrosen)
- ✓ Bindegewebserkrankungen (Kollagenosen)
- ✓ Muskelentzündungen (Myositis)
- ✓ Cellulitis
- ✓ Funktionale Störungen der Muskulatur, Hartspann, Spastik
- ✓ Unruhige Beine (Restless Legs)
- ✓ Traumatische Störungen der Muskulatur (Mikromuskelfaserriss)
- ✓ nach Gelenks- und Wirbelsäulen-OP
- ✓ Schmerzen (unabhängig von Ursachen)
- ✓ Akute Schmerzen etwa nach Sportverletzungen, OP
- ✓ Migräne
- ✓ Neurodermitis und Schuppenflechte (Psoriasis)
- ✓ Asthma bronchiale (nicht kälteinduziert)
- ✓ wiederkehrende Infekte der oberen Atemwege
- ✓ Erkrankungen aus dem Bereich der Psychoimmunologie (Wechselwirkung zwischen Psyche, Nerven- und Immunsystem)

- ✓ Burnout / Modulation des mitochondrialen Stoffwechsels
- ✓ Depressionen (leichte)
- ✓ zur Leistungssteigerung
- ✓ Regulierung des zentralen Aktivitätsniveaus
- ✓ chronische Schlafstörungen
- ✓ Immunschwäche
- ✓ Besserung der Herz-Kreislauf-Funktion / Anpassungstraining
- ✓ Cholesterin-Abbau
- ✓ Übergewicht (Unterstützung beim Abbau des weißen Bauchfetts/ starker Kalorienverbrauch)
- ✓ Modulation des Hormonsystems
- ✓ Steigerung von Stimmung und Vitalität (Wellness)
- ✓ Verlangsamung des Altersprozesses (Anti-Aging)
- ✓ Diabetes
- ✓ Erektionsstörungen
- ✓ Bluthochdruck
- ✓ chronisches Müdigkeits-Syndrom (CFS)
- ✓ Menopause-Beschwerden
- ✓ Allergien
- ✓ Störung im Leberstoffwechsel
- ✓ Stressabbau
- ✓ beginnende Demenz
- ✓ Tinnitus
- ✓ Jetlag

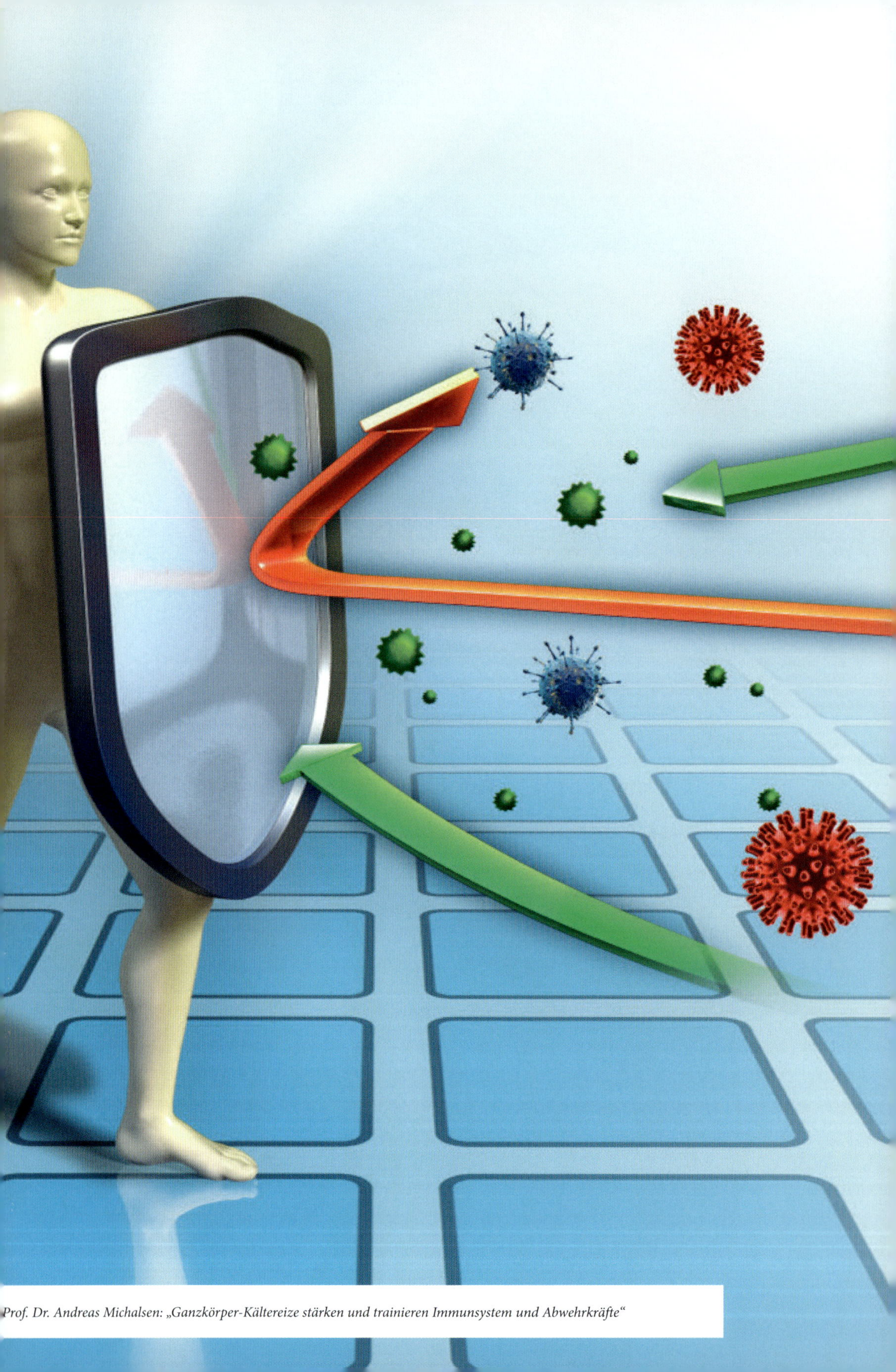

Prof. Dr. Andreas Michalsen: „Ganzkörper-Kältereize stärken und trainieren Immunsystem und Abwehrkräfte“

8. KAPITEL

Starkes Immunsystem in Krisenzeiten

Die aktuelle Situation einer weltweiten Bedrohung durch ein sich schnell verbreitendes Virus macht uns allen die Zerbrechlichkeit unserer Gesundheit schlagartig bewusst. Plötzlich ist es auch in unseren hoch entwickelten Industrieländern nicht mehr selbstverständlich, für jedes gesundheitliche Problem eine Lösung zu haben. Die Motivation, vorbeugend etwas für unsere eigene Gesundheit und die unserer Familien und Freunde zu tun, steigt kontinuierlich an.

Ein intaktes Immunsystem mit seinen unterschiedlichen Abwehrmöglichkeiten schützt uns vor den Angriffen durch Bakterien, Viren und anderen Krankheitserregern - gemeinsam sorgen diese Verteidigungsmechanismen dafür, dass viele Eindringlinge ihr eigentliches Ziel nie zu Gesicht bekommen. Andererseits soll das Abwehrbollwerk ungefährliche Bestandteile der Umwelt tolerieren. Diese Gratwanderung ist keine angeborene Serviceleistung.

Vielmehr trainiert das Immunsystem von Geburt an seine Fähigkeit, schädliche von harmlosen Einflüssen zu unterscheiden. Und bei diesem Training wirkt ein Wechselspiel starker thermischer Reize kraftvoll unterstützend, und zwar bis ins hohe Alter.

Den Prozess des Hin- und Herschwingens zwischen Wärme- und Kälteimpulsen versucht die Naturheilkunde über ihr Grundprinzip der Reiz -Reaktions- Therapie seit Jahrtausenden zur Heilung, Linderung und Stärkung des Immunsystems in Gang zu halten.

Homöodynamik - das Pendel muss sich bewegen

Deshalb rät beispielsweise Naturarzt Andreas Michalsen, unseren Körper zumindest täglich einmal einem Kältereiz auszusetzen. An der Berliner Immanuel-Klinik arbeitet Michalsen ganz gezielt mit der Ganzkörper-Kältekammer von minus 110 Grad Celsius. Sie wird dort in der begleitenden Therapie spezifischer Krankheiten wie Rheuma oder bei permanenten Schmerzen aller Art genutzt, wird aber auch ganz gezielt zum Training des Immunsystems eingesetzt.

„Gesund ist man nicht, wenn einem nichts fehlt, denn Stillstand ist nicht das Prinzip des Lebens", schreibt Michalsen in seinem Buch „Heilen mit der Kraft der Natur". Und er betont: „Statt Homöostase, dem Gleichgewicht der Kräfte, sehen wir heute viel eher die Homöodynamik, die Fähigkeit zur Anpassung, als wichtigstes Kriterium des Wohlbefindens". Wenn wir also gesund bleiben und als Menschen wachsen wollen, muss sich das Pendel immer weiter zwischen verschiedenen Polen hin- und herbewegen.

„Regulationsmedizin jetzt ein perfektes Angebot"

Die Kältetherapie bei minus 110 Grad kommt den Kur, Rehabilitations- und Top-Gesundheitszentren in Zeiten der globalen Corona-Pandemie gerade recht. „Ein Kuraufenthalt, der eine signifikante Immunstärkung verspricht, ist heutzutage besonders gefragt", meint denn auch Dr. Maximilian Schubert, der medizinische Leiter des VIVAMAYR Gesundheitsressorts im österreichischen Altaussee. Der häufigste Wunsch der Gäste sei der nach ganzheitlicher Gesundheit, einer starken Abwehrkraft und einer schnellen Gewichtsabnahme. „Insofern", sagt Schubert, „ist eine Regulations- und Entschlackungsmedizin jetzt ein perfektes Angebot."

Die moderne Kältekammer passt da bestens in das Therapieangebot. Die positiven Auswirkungen der Ganzkörper Kälte-Medizin mit der Umverteilung des Blutes durch Gefäßverengung und anschließende Gefäßöffnung seien immens, konstatiert Schubert.

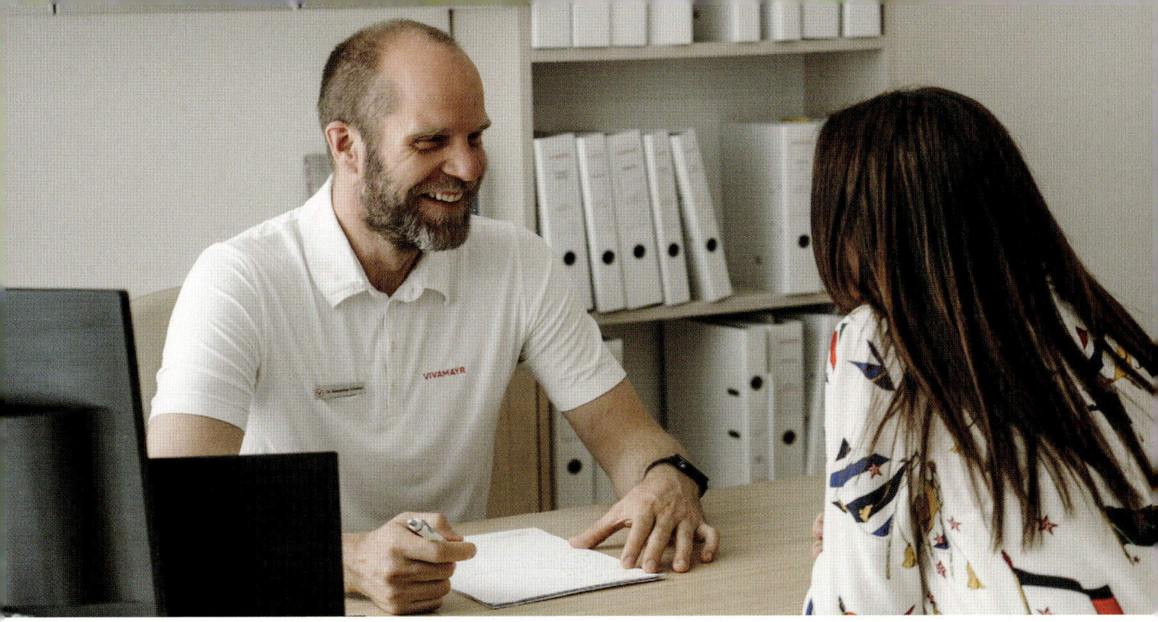

Dr. Maximilian Schubert: „Patienten wollen ganzheitliche Gesundheit, starke Abwehrkraft, schnelle Gewichtsabnahme"

„Bereits nach einmaliger Behandlung sind unsere Gäste oft mehrere Stunden schmerzfrei. Langfristige Effekte für die Behandlung von Entzündungen oder Erkrankungen setzen nach mehreren Sitzungen ein. Wir integrieren die Kältetherapie unter anderem in den Aufenthalt von Gästen, die mit chronisch entzündlichen Beschwerden des Bewegungsapparates oder mit Autoimmunerkrankungen zu uns kommen." Auch auf die Haut wirke sich die Kältetherapie positiv aus. Die Behandlungen würden einen Anti-Aging-Effekt bewirken, für einen strahlenden Teint sorgen und Cellulite entgegenwirken.

Schlagkräftiger Mix: Extremkälte und Fasten

Wohl am wichtigsten aber bei einer Entgiftungskur: Die Extremkälte initiiert die Fettverbrennung in bisher kaum gekanntem Ausmaß. Die eingeschränkte Nahrungsaufnahme während der Kur ergibt zusammen mit der Kälteanwendung bei minus 110 Grad Celsius einen perfekten Synergieeffekt im Sinne einer bestmöglichen Reinigung von Giftstoffen sowie einer schnellen Gewichtsreduktion. Dabei wird der ungute Müll in den Zellen schnell aktiviert und schließlich abtransportiert - die Zellen können so nach der Kur (und einer eventuellen Ernährungsumstellung) leichter sauber gehalten werden. Zusätzlich lässt das Großreinemachen im Körper das

Immunsystem befreit aufatmen; die Abwehrreihen werden gestärkt und rücken wieder enger gegen potentielle Angreifer zusammen.

Hormonrausch hilft gegen Entzündungen

Extremkälte sorgt zudem für die Ausschüttung von Stresshormonen wie Adrenalin und Noradrenalin, welche die Entzündungsparameter im Körper akut herunterregeln. Auch deshalb ist der Frostimpuls in der Kältekammer ein so herausragender Aspekt für das Immunsystem, vor allem auch bei Schmerzen. Und wenn man berücksichtigt, dass die meisten Zivilisationskrankheiten wie etwa Herzinfarkt, Krebs oder Rheuma mit entzündlichen Prozessen zu tun haben, bringt das einen weiteren Pluspunkt für die Kälteanwendung. Kälte und Fasten triggern sowohl die Produktion von aktivem braunen Fett, welches das schwabbelige, inaktive weiße Fett verbrennt, als auch die so genannte Autophagie, die vor allem durch regelmäßige Fastenzeiten angestoßen wird.

Autophagie wird angestoßen

Die Autophagie ist ein Selbstreinigungsprozess der Zellen, bei dem beschädigte und nicht mehr benötigte Zellbestandteile sowie Proteinablagerungen abgebaut und deren Grundbausteine wieder verwertet oder zur Energiegewinnung genutzt werden. Übrigens: Auch Viren können über diesen Mechanismus entsorgt werden…

Obwohl der Effekt erst 2016 bekannt wurde, nämlich als der japanische Forscher Yoshinori Ohsumi für dessen Entdeckung mit dem Medizin-Nobelpreis ausgezeichnet wurde, wenden bereits Millionen Menschen die Abnehm-Methode unter dem Begriff „Intervallfasten“ an. Am beliebtesten ist wohl der Rhythmus von 16 Stunden Fasten gefolgt von acht Stunden, in denen Nahrung aufgenommen werden darf.

Beschleunigte Zellerneuerung

Der Stoffwechsel reagiert rasch auf die geballten Reize von extremer Kälte und Fasten, die Zellerneuerung wird beschleunigt, inaktives weißes Fett abgebaut. Während der Nachglüh-Phase nach Aufenthalt in den arktischen Temperaturen der Kältekammer verlieren Anwender zwischen 500 und 1000 Kalorien - um den Abnehmeffekt wirklich voll nutzen zu können, sollte in diesen Stunden keine Nahrung aufgenommen werden. Schon kleine Kältereize können im Übrigen die Fettverbrennung anregen: So belegten US-Forscher in einer Studie, dass die uralte Empfehlung von Pfarrer Kneipp, man sollte doch bei offenem Fenster schlafen, wissenschaftlich stimmig ist. Probanden, die in einem kühleren Raum bei maximal 19 Grad Celsius schliefen, hatten nach einem Monat mehr braunes Fett gebildet als solche, die bei 24 Grad nächtigten. Die erste Gruppe zeigte auch eine Verbesserung des Zucker- und Fettstoffwechsels.

Beim Topmanager purzeln die Kilos

Wie wirksam der Mix aus Kälte und Fasten ist, zeigt ein Fallbericht von Maximilian Schubert in Altaussee. Der Arzt erzählt von einem 55-jährigen übergewichtigen Topmanager, der einmal pro Jahr zur Mayr-Kur kommt und dabei in der ersten Woche immer rund ein Kilogramm an Gewicht verliert.

Nachdem der gestresste Mann die im Ressort neu installierte Kältekammer mit ihrem Raumklima von trockenen minus 110 Grad Celsius regelmäßig besucht hatte, zeigte die Waage nach sieben Tagen überraschenderweise gleich vier Kilos weniger an. „Bei der folgenden Kurausleitung zuhause verbrannten dann weitere acht Kilos von den stattlichen Fettreserven", erzählt Schubert, sichtlich beeindruckt von den Abnehmerfolgen seines Patienten dank der Ganzkörper Kälte-Medizin.

Auch Langlebigkeitsgene profitieren

Auch der Harvard-Professor für Genetik David A. Sinclair schreibt in seinem Bestseller-Sachbuch „Das Ende des Alterns", dass das kurzzeitige Frieren bei minus 110 Grad Celsius eine immer beliebtere Methode sei, „unserem Körper eine Portion Stress zu verabreichen" und damit das Immunsystem zu stärken.

Nach einer Kälteanwendung in Unterwäsche bei Marstemperaturen, so schrieb er, habe er möglicherweise sein braunes Fettgewebe „mit allen damit verbundenen großartigen gesundheitlichen Nutzeffekten" aktivieren können. Mit dem Kältereiz seien im übrigen auch „unsere Langlebigkeitsgene dem Stress ausgesetzt, den sie brauchen, um ein wenig zusätzliches gesundes Fettgewebe anzulegen".

Mehr Widerstandskraft aufbauen

Bei offenem Fenster schlafen oder drei Minuten bei minus 110 Grad in der Kältekammer: Das alles trainiert unseren Organismus zu einer mehr oder weniger starken Einlagerung von potentem braunen Fett. Dieser Trainingseffekt, also die Anpassung an einen extremen Kältereiz, erhöht die Resilienz, also unsere Widerstandskraft, für die nächste gesundheitliche Herausforderung.

Wir brauchen Aufgaben und Probleme, um fit für das Leben zu bleiben. „Unser ganzes Leben in der thermoneutralen Zone zu verbringen, ist kaum von Nutzen", meint in diesem Zusammenhang David Sinclair. „Unsere Gene haben sich nicht für ein Leben im verwöhnten Komfort entwickelt. Hin und wieder ein wenig Stress, der die Hormesis in Gang setzt, tut vermutlich schon viel Gutes."

Vor allem Fettleibige profitieren

Dass die Themen Ernährung, Gewichtsreduktion und Stärkung der Immunkraft auf der Agenda vieler Kliniken, Medical-Wellness-Häuser oder Schönheitsressorts, die mit Kältekammern arbeiten, ganz oben steht, ist wohl auch den bitteren Erfahrungen aus der Corona-Zeit geschuldet: Forscher fanden etwa heraus, dass in Europa ein Großteil der am Virus verstorbenen Menschen fettleibig war und einen Körpermasseindex von über 30 hatte. In den USA sollen gar 70 Prozent der Corona-Opfer an Adipositas gelitten haben. Je mehr Volumen der Körper hat, desto stärker wird die betroffene Lunge komprimiert, die Schultern werden nach oben gedrückt, ein Hals ist kaum noch zu sehen. Und je mehr Übergewicht, desto mehr Komplikationen gibt es zudem im Falle einer künstlichen Beatmung,

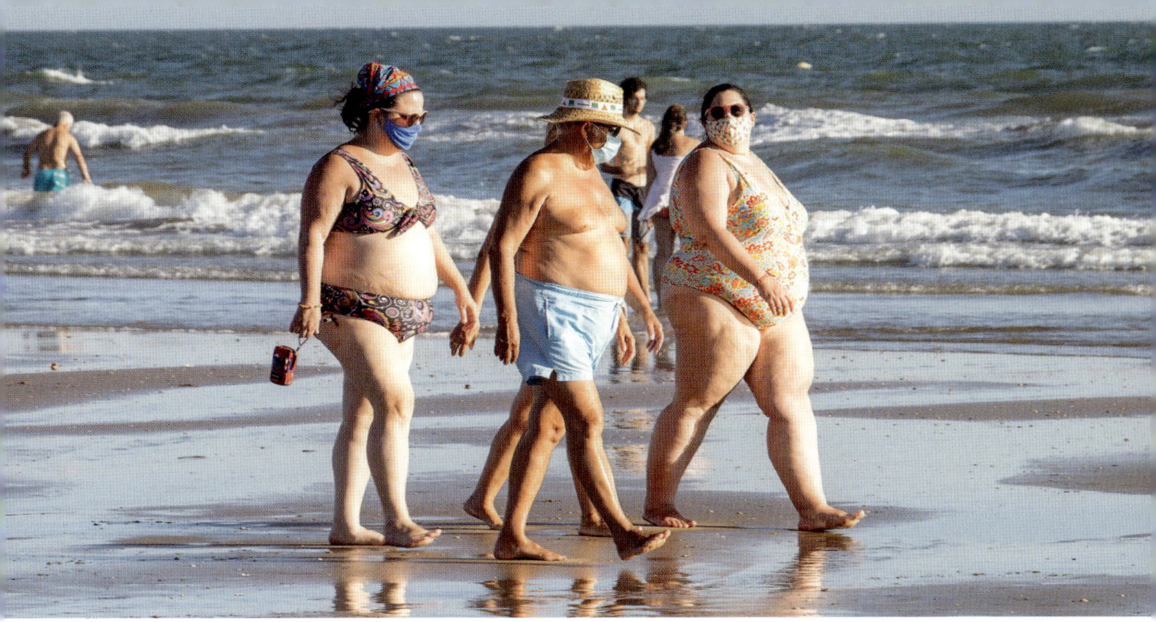

Fettleibige profitieren besonders von einer regelmäßigen Kältetherapie

so die klinischen Beobachtungen. Dazu entdeckten Forscher, dass viele Risikopatienten einen eklatanten Mangel an Vitalstoffen wie Vitaminen, Mineralien, Spurenelementen, essentiellen Aminosäuren oder sekundären Pflanzenstoffen aufwiesen.

Eigenverantwortung in Gesundheitskrisen gefragt

Angesichts dieses für viele Menschen bedrohlichen Szenarios rückt das Thema der Eigenverantwortung für die Gesundheit mit jedem Tag mehr in den Vordergrund. Das Corona-Virus scheint viele aus starren Gewohnheiten und überkommenen Lebensstrukturen wachgerüttelt zu haben.

In diesem Prozess des Aufwachens können wir die Krise als große Herausforderung, aber auch als große Chance sehen, unseren teilweise destruktiven Lebensstil im Mülleimer unserer eigenen Geschichte zu entsorgen, und wir können neue Wege beschreiten.

Frieren in der Apotheke

Um dabei professionelle Unterstützung zu bieten, brechen auch alte Strukturen im Medizinbetrieb auf. Weil er die klassische Apotheke als „Auslaufmodell" ansieht, gründete beispielsweise der

Pharmazeut Jens Wilke gleich neben seiner stark frequentierten Apotheke im größten Innsbrucker Einkaufszentrum DEZ ein „Stoffwechselinstitut". „Gerade in Corona-Zeiten fragen immer mehr Kunden danach, was sie selber aktiv tun können; wie sie individuell Vorsorge betreiben, ihre Leistungsfähigkeit erhöhen und ihr Immunsystem stärken können", sagt Wilke.

„Chronische Schmerzen verschwinden überraschend schnell"

Im Mittelpunkt der Erweiterung des Leistungsspektrums seiner Apotheke steht dabei im angegliederten Stoffwechselinstitut unter anderem neben einer Salzlounge, einem die Zellen stärkenden Höhentraining auch eine moderne Ganzkörper-Kältekammer. „Chronische Schmerzen verschwinden überraschend schnell, die Entzündungsaktivität im Gewebe wird gedämpft, die Stimmungslage verbessert, die Regeneration nach Verletzungen und hartem Training optimiert, die Haut durch eine gesteigerte Kollagenproduktion gestrafft und das gute braune Fettgewebe zum Abnehmen wird vermehrt", schwärmt Wilke von den positiven Wirkungen der einfach und praktisch anwendbaren Kältetherapie.

Der innovative Pharmazeut sieht seine Apotheke heute als „Fachgeschäft für eine ganzheitlich orientierte Gesundheit".

Änderungen im Lebensstil vornehmen

Viele unserer Gesundheitsprobleme haben wir uns selbst angetan: zu viel Zucker, ungutes Fett, Rauchen, Alkohol, Übergewicht und ausufernder psycho-sozialer Stress sind nur einige der fatalen, aber irgendwie doch lieb gewordenen Angewohnheiten, die uns kontinuierlich gute und erfüllende Lebensjahre rauben.

Jetzt gilt es gegenzusteuern und Änderungen im Lebensstil vorzunehmen - Zeit zum Nachdenken hatten wir in der Corona-Zwangspause alle zur Genüge. Auch eine durchgehend 21,5 Grad

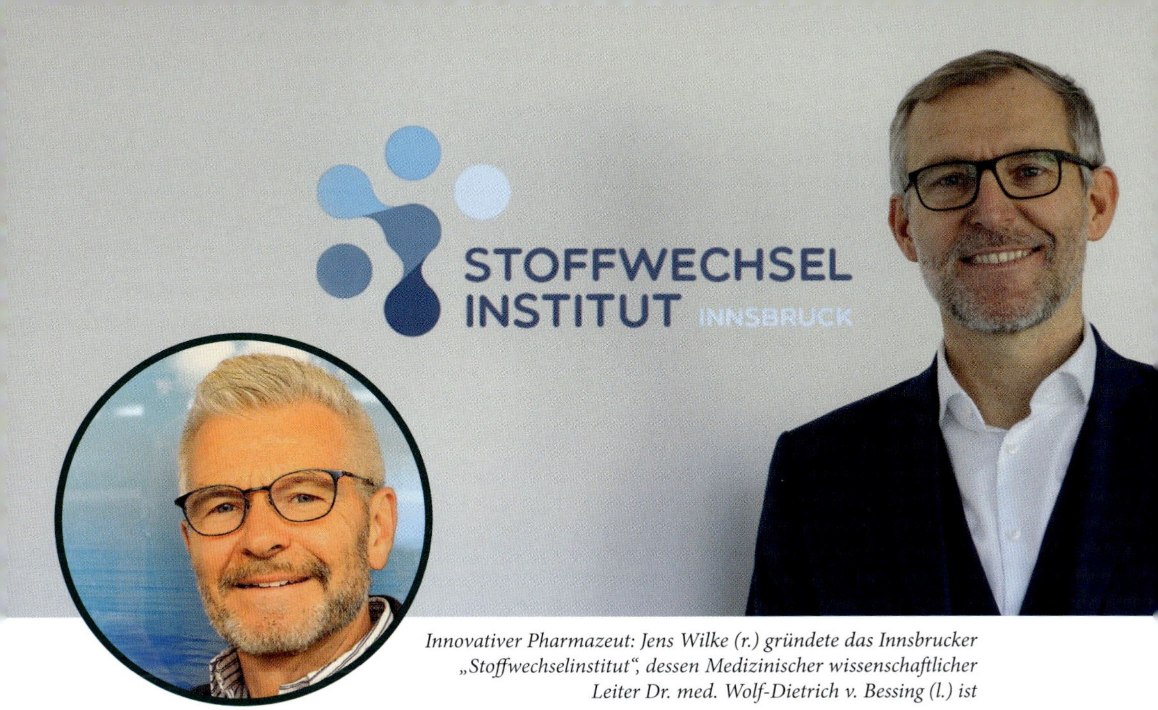

Innovativer Pharmazeut: Jens Wilke (r.) gründete das Innsbrucker „Stoffwechselinstitut“, dessen Medizinischer wissenschaftlicher Leiter Dr. med. Wolf-Dietrich v. Bessing (l.) ist

warme Raumtemperatur, stundenlanges Sitzen im Büro und vor dem Fernseher sind übrigens dem Leben vollkommen fremd und nicht der Normalzustand, für den das Immunsystem entworfen wurde.

„So wie vorher wird der Alltag nach der Krise sicher nicht mehr sein“, warnt Mayr-Arzt Schubert. „Das Virus wird uns wie die normale Grippe wohl weiter begleiten - aber wir sind nicht machtlos.“ Da heißt es einen Bewusstseinswandel anschieben, mündig werden und die Immunkraft regelmäßig stärken - je fitter Körper und Geist sind, desto leichter können wir uns gesundheitlichen, aber auch wirtschaftlichen und sozialen Bedrohungen stellen.

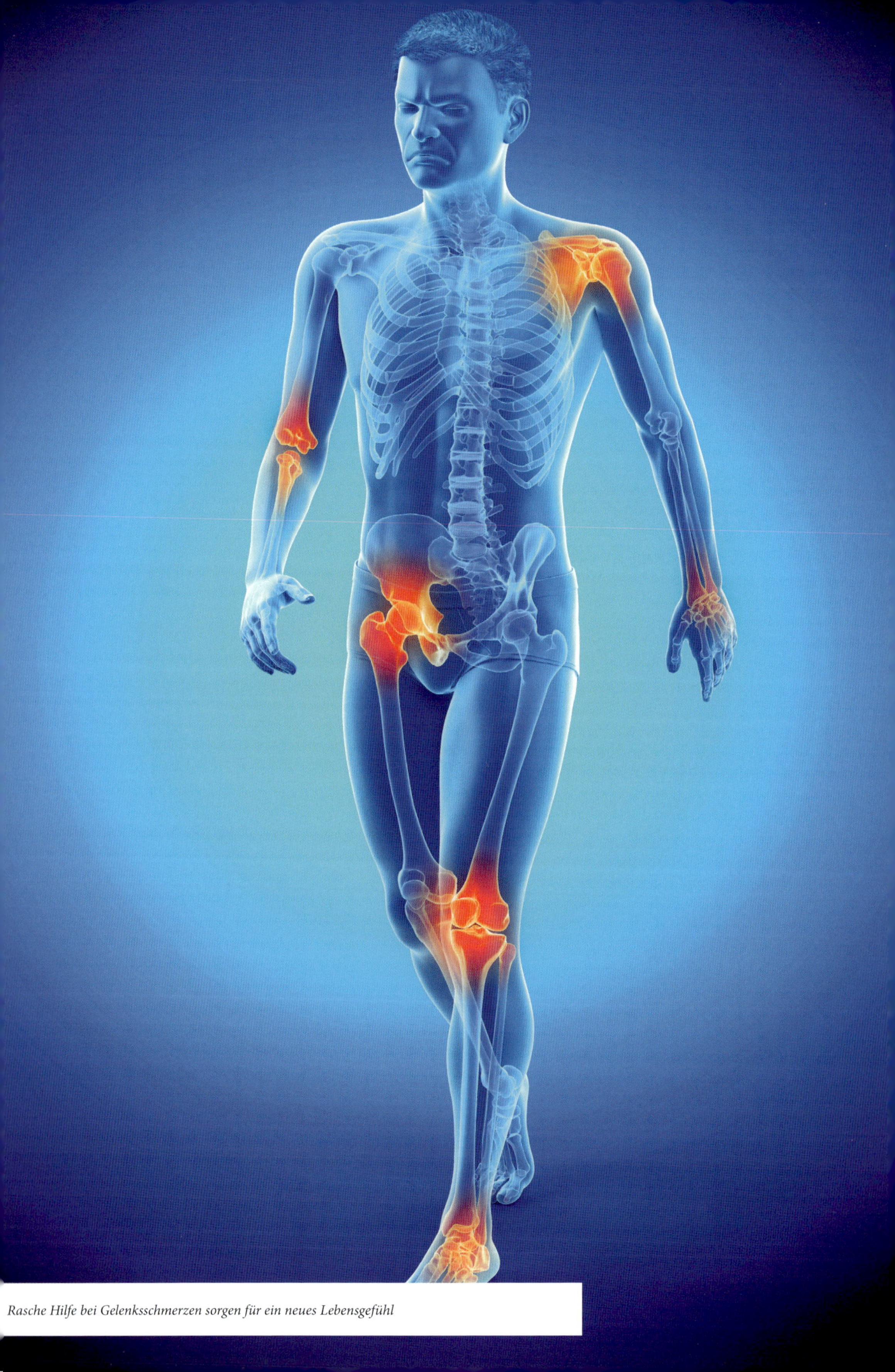

Rasche Hilfe bei Gelenksschmerzen sorgen für ein neues Lebensgefühl

9. KAPITEL

Wichtige Indikationen der Ganzkörper Kälte-Medizin

Rheumatoide Arthritis gut im Griff

Rheuma ist doch die „Alte-Leute-Krankheit“ - so denken viele und haben schnell das Bild von Gehhilfen und Rollstühlen vor Augen. So verschweigt denn auch die erfolgreiche Personalchefin Beate Fest, die in einem Berliner Magazin offenherzig von ihrem Leben mit rheumatoider Arthritis berichtet, im Kollegenkreis ihre Krankheit lieber.

Wenn in einem neuen Schub ihre entzündeten Gelenke wieder einmal anschwellen, rot und heiß werden und wie der Teufel schmerzen, weiß die 38-Jährige, wo Hilfe auf sie wartet. In einer bekannten Rheuma-Klinik besucht sie zwei Wochen lang zweimal täglich eine Ganzkörper-Kältekammer, wo ihre Leiden „jedes Mal in Minutenschnelle wie von Geisterhand verschwinden“, wie Fest berichtet. Nach der seriellen Anwendung bei knackigen minus 110 Grad Celsius hat die gestresste Managerin wieder bis zu einem Jahr Ruhe von der mysteriösen Autoimmunerkrankung, bei der ihr Immunsystem die eigenen Gelenke angreift und mehr und mehr zerstört.

Die rheumatoide Arthritis ist die häufigste Erscheinungsform unter den entzündlichen Rheuma-Erkrankungen und mit rund 550.000 Betroffenen allein in Deutschland weit verbreitet. Das Leiden gilt als unheilbar - mit der Ganzkörper Kälte-Medizin kann man sie jedoch bestens unter Kontrolle bringen. Zum Glück für die Betroffenen ist die Arthritis nämlich die Erkrankung mit der am besten gesicherten Studienlage zur positiven Wirkung der Extremkälte.

Studie belegt: Schmerzen und Entzündungen vergehen

So berichtet etwa eine Überblicksstudie, die sechs Forschungsarbeiten mit insgesamt 257 Arthritis-Patienten umfasst, von einem deutlich gesenkten subjektiven Schmerzempfinden der Patienten und einer geringeren Entzündungsaktivität in den Gelenken. Polnische Forscher konnten zudem belegen, dass 44 Patienten mit Arthritis auch ein Vierteljahr nach Ende einer einmonatigen Kältebehandlung bei extremen Minustemperaturen signifikant reduzierte Werte des Entzündungsmediators Histamin aufwiesen.

Die Wirkmechanismen der Kälteanwendung hemmen genau die Prozesse, die das Leiden auslösen. Über die zahlreichen Kälterezeptoren in unserer Haut werden via Nervensystem die Reize gesetzt, die den autoimmunen Kampfmodus beenden. Fast nebenbei kann es so auch gelingen, die meist mit schlimmen Nebenwirkungen verbundene Medikation mit Kortison und nichtsteroidalen Antirheumatika (NSAR) zu senken, aber vor allem die wichtige Bewegungstherapie wieder aufnehmen zu können.

Eine Untersuchung der Greifswalder Rheumatologin Dr. Bianka Benkenstein belegt, dass schon zehn bis 15 Kälteexpositionen eine erstaunliche Linderung des Schmerzes, eine erhöhte Beweglichkeit und eine Verkürzung der Krankheitsschübe bewirken. Im Labor waren außerdem sinkende Entzündungswerte deutlich nachweisbar.

„Berauschendes Gefühl“

Die Seele leidet mit, wenn sich Schmerzen und deutlich sichtbare Verdickungen an den Fingergelenken nicht mehr verdrängen lassen und der Patient sich deswegen aus dem Leben zurückzieht. Zahlreiche Studien und große Fachverbände wie die Deutsche Gesellschaft für Rheumatologie (DGRh) verweisen darauf, dass rund 62 Prozent der Patienten mit rheumatoider Arthritis im Laufe ihrer chronischen Erkrankung an einer Depression leiden.

Die intensive körperliche Erfahrung bei -110 Grad Celsius in der Kältekabine ist dagegen eine sehr lebendige Erfahrung. Sie bremst nicht nur den fatalen Entzündungsstoffwechsel, sondern startet auch die Produktion von Glücksbotenstoffen. Geradezu euphorisch verlässt Beate Fest die Kältekabine. „Endlich schmerzfrei - ein berauschendes Gefühl", sagt die Managerin mit strahlenden Augen. Ihren Stress scheint sie in der Kabine gelassen zu haben.

Arthrose-Beschwerden gelindert

Wer im Alltag mit geschwollenen, schmerzenden und heißen Gelenken zu tun hat, kennt die lindernde Wirkung von Eispackungen, Cool-Pads oder kühlenden Quark-Packungen. Sie alle haben die Aufgabe, den Schmerz möglichst schnell zu lindern und die Schwellungen abklingen zu lassen, wirken aber nur lokal begrenzt.

Die Kältekammer hingegen hat eine umfassende positive Wirkung auf diverse Erkrankungen des Bewegungsapparates und auf permanente Schmerzen, wie wir sie beispielsweise bei einer Arthrose vorfinden.

Über die gesamte, auf unter fünf Grad abgekühlte Hautoberfläche werden dabei alle abgenutzten Gelenke gleichzeitig angesprochen: Entzündungen werden herunterreguliert, Schmerzrezeptoren durch den stärkeren Kältereiz gleichsam überschrieben. So kann die Zerstörung der Gelenkknorpel etwa im Knie durch eine nun mögliche schmerzfreie Bewegungstherapie verlangsamt und ein operativer Eingriff mit dem Einsatz eines künstlichen Gelenks zumindest hinausgezögert werden.

Hilfe bei Schmerzen und Entzündungen

„Herr Doktor, ich hab es im Rücken“, „es schießt die Hexe“, „ich habe Ischias“, sind typische Aussagen in der Arztpraxis. In der offiziellen Klassifikation der Krankheiten werden diese unspezifischen Beschwerden unter dem Begriff Wirbelsäulensyndrom geführt, wozu auch der Bandscheibenvorfall zählt. Von den Hals- bis zu den Lendenwirbeln ist unser Rückgrat alltäglichen Abnutzungsprozessen unterworfen und macht sich nicht selten durch Nervenreizungen und Schmerzen bemerkbar.

Und auch die Achillessehne am Fuß gilt in der Mythologie wie umgangssprachlich als besonders sensibler Bereich. Sie steht exemplarisch für stark belastete Teile in unserem Bewegungsapparat: die Sehnen. Kommt es hier zu übermäßiger Abnutzung wie etwa bei einem Tennisellenbogen, ist eine Sehnenscheidenentzündung (Tendopathie) die Folge.

Gemeinsam ist all den genannten Rücken-, Gelenk- und Sehnenerkrankungen, dass sie dazu neigen, sich dauerhaft bei uns einzunisten. Wir können diesen chronischen Schmerzen normalerweise nicht ausweichen, sie werden zu ständigen Begleitern, schränken uns stark ein, rauben uns den Schlaf und führen nicht selten zu Depressionen.

Doch bereits beim ersten Gang in die Minus-110-Grad-Kälte verengen sich die Gefäße unseres Blut- und Lymphsystems, Schwellungen gehen spontan zurück.

Entzündungsbotenstoffe, die eventuell gerade im Gelenk unterwegs sind, verringern sich, der quälende Schmerzreiz wird durch den kurzen, aber knackigen Kältereiz unterbrochen. Eine wahre Wohltat für die so lange Schmerzgeplagten - nach nur zirka drei Minuten in ungewohnter Kälte.

Das anschließende Kribbeln auf der Haut, die Wärme und Entspannung der Muskulatur, vor allem aber der nachlassende Schmerz lassen nun auch wieder die so notwendige manuelle Therapie zu. Der Trainingseffekt der wiederholten eiskalten Behandlung in Verbindung mit der anschließenden Physiotherapie lässt die Betroffenen schnelle Fortschritte erzielen und erhöht so die Motivation, immer wieder in die Kühlbox zu gehen.

Eine Ärztin findet zurück ins Laufen

Der Erfahrungsbericht von Julia K., einer 56-jährigen Ärztin aus Frankfurt, spricht für sich.

„Ich bin passionierte Läuferin und nutze dies als Ausgleich zum meist stressigen Alltag. Bereits seit einigen Jahren habe ich immer wieder Probleme mit Entzündungen in der Achillessehne, besonders in den vergangenen sechs Monaten habe ich dies zu spüren bekommen und musste mit dem Laufen pausieren und meine Schmerzmitteldosis erhöhen. Dann habe ich die Kältekammer für mich entdeckt und als begleitende Behandlung für die Sehnenentzündung genutzt. Die Entzündung ist mithilfe der Kälteanwendungen schnell deutlich besser geworden, so dass ich wieder zurück ins Laufen finden konnte und den lang ersehnten Ausgleich wieder habe. Seitdem nutze ich die Kältekammer auch präventiv, um einer erneuten Entzündung vorzubeugen."

Morbus Bechterew: Spektakuläre Erfolge

Morbus Bechterew ist in Deutschland relativ selten, allerdings liegt die Anzahl nicht diagnostizierter Erkrankungen wohl deutlich höher. Die Symptome können auf viele andere Erkrankungen hindeuten, dazu kommen häufig jahrelange recht milde Verläufe, die den Patienten nicht unbedingt zum Arzt treiben.

„Das sind doch nur Rückenschmerzen", denken die Betroffenen selbst, aber auch Ärzte, Freunde und Kollegen halten solche Beschwerden für normal. Sitzen ist ja das neue Rauchen - also werden die nächtlichen Schmerzen und morgendliche Steifigkeit wohl eine Folge meiner viel zu bewegungsarmen Lebensweise sein. In der Bewegung gehen die Schmerzen zurück, verschwinden vielleicht sogar vorübergehend völlig - aber sie kommen normalerweise immer wieder zurück. So dauert es durchschnittlich zwölf Jahre, bis die Diagnose Morbus Bechterew schließlich gestellt wird.

Morbus Bechterew gehört wie die Arthritis zu den Autoimmunerkrankungen, bei denen sich das Immunsystem gegen uns selbst richtet. Das bedeutet für die Betroffenen, dass eine vollständige Heilung nicht möglich ist. Im Fall von Morbus Bechterew geht dieser selbstzerstörerische Vorgang mit einer vermehrten Bildung von entzündlichem Gewebe an Wirbeln und Gelenken einher. Dieses Gewebe härtet im weiteren Verlauf der Krankheit aus und führt so zur Versteifung der betroffenen Regionen, typischerweise am Iliosakralgelenk, dem Übergang vom Becken zur Wirbelsäule, wo Schmerzen zuerst auftreten.

Verbesserungen halten bis zu einem Jahr lang an

Ein deformierter, verkrümmter Rücken ist oft die Folge. Autofahren ist nicht mehr möglich, da der Betroffene seinen Kopf aufgrund einer versteiften Halswirbelsäule nicht mehr drehen kann, Bewegungen zur Seite funktionieren nicht mehr richtig, an Sport ist nicht zu denken.

Genau solche Symptome zeigte der 47-jähriger Patient Walter Kogler, ein Bauingenieur, bevor er im Rheuma-Kurzentrum im bayerischen Bad Aibling mit seriellen Kältekammer-Anwendungen begann. Nach rund 30 Besuchen in der sauerstoffreichen eisigen Luft der Minus-110-Grad-Hightech-Kabine waren die Schmerzen und die Bewegungseinschränkungen des Patienten beinahe vollständig verschwunden. „Die Erfolge haben selbst mich verblüfft", erzählt Chefarzt Dr. Alex Höfter. „Die radikalen Verbesserungen haben ein ganzes Jahr gehalten. Autofahren, Wandern und Skilaufen gehören jetzt wieder zum Alltag des Patienten."

„Segensreiche Ergänzung"

In der Kurpark-Klinik in Bad Nauheim wollte die Bechterew-Patientin Lisa Klemp unbedingt weg von der Abhängigkeit von Medikamenten. Die Schmerzfreiheit direkt nach dem Gang in die Ganzkörper-Kältekammer nutzt die noch junge Frau, um die Therapie, wie vom Arzt empfohlen, mit einer Triggerpunkt- und Faszienbehandlung zu kombinieren. „Direkt an dem Tag, an dem ich mit der Kältekammer fertig bin, merke ich vom Schmerz her deutlich, dass es mir hilft", sagt Frau Klemp in einem ZDF-Beitrag. Für den Chefarzt der Fachklinik für Orthopädie, Prof. Diethard Usinger, ist die Behandlung mit der Ganzkörper Kälte-Medizin „eine segensreiche Ergänzung zur klassischen Therapie".

Wieder selbst das Licht anknipsen können

Im Vivea Gesundheitshotel im tirolerischen Bad Häring weiß man von einem spektakulären Fall zu erzählen. Ein Bechterew-Patient mit verkrümmter Wirbelsäule wurde von den Ärzten gefragt, was er sich denn von seinen ersten Besuchen in der dortigen Ganzkörper-Kältekammer erwarte. Der Mann antwortete bescheiden: „Ich möchte in meiner Wohnung wieder selbst das Licht ein- und ausschalten können. Seit langem erreiche ich den Schalter nicht mehr."

Schon nach zwei jeweils dreiwöchigen Kuraufenthalten mit einer seriellen Ganzkörper-Kältetherapie erreichte er sein ersehntes Ziel. Und der willensstarke Mann setzte noch einen drauf: Nur wenige Monate später, nach einem schneereichen Winter, überraschte er die Ärzte stolz mit der unglaublichen Nachricht, dass er wieder seinen geliebten Skisport ausüben würde und sage und schreibe 150 Pistenkilometer zurückgelegt habe.

Multiple Sklerose: Zerstörung der Nervenfasern gestoppt

Multiple Sklerose (MS), eine chronisch entzündliche Nervenerkrankung, gehört ebenfalls zu den Autoimmunerkrankungen, allein in Deutschland leiden rund 250.000 Menschen darunter. Betroffen sind die Nerven des Gehirns und des Rückenmarks, also des Zentralen Nervensystems (ZNS).

Entzündungsherde können dabei an mehreren unterschiedlichen (multipel = vielfach) Körperregionen auftreten und führen dort häufig zu Narbenbildungen (Sklerosen). Bisher geht auch hier die Schulmedizin davon aus, dass die Erkrankung nicht geheilt werden kann. Die Behandlungsmöglichkeiten sind allerdings so vielfältig, wie die MS bei jedem Patienten individuell verläuft.

Aus einem Schnellzug wird ein Bummelzug

Die für Autoimmunerkrankungen typischen überschießenden Entzündungen schädigen unsere Nervenfasern und behindern damit die reibungslose und schnelle Weiterleitung lebenswichtiger Signale an das Gehirn. Aus einem Schnellzug wird ein Bummelzug. Wir sind aber auf schnelle Kommunikation in unseren Nerven angewiesen. Nur so funktionieren all unsere Sinneseindrücke und koordinierten Bewegungsabläufe störungsfrei. Je nachdem, welche Nervenfasern betroffen sind, treten unterschiedliche Beschwerden schubweise in unterschiedlicher Intensität auf.

Sie reichen von Seh- und Gangstörungen, Muskellähmungen und einem Taubheitsgefühl der Extremitäten bis hin zu starker Erschöpfung, Blasenbeschwerden, einem erhöhten Schmerzempfinden sowie Depressionen.

Es sind die so genannten freien Radikale, instabile sauerstoffhaltige Moleküle, welche die wichtige Isolierschicht um unsere Nervenstränge durch Oxidation angreifen - die Schutzschicht beginnt bildlich gesprochen zu rosten. Die bekannten „Rostschutzmittel" (Antioxidantien) verhindern als Radikalfänger diese Zellschäden und gehen damit wirksam gegen die stets vorhandenen chronischen Entzündungen vor.

Kälte wirkt wie ein natürlicher Radikalfänger

Es hat sich nun erwiesen, dass die intensive Kältetherapie bei minus 110 Grad wie ein natürliches Antioxidans wirkt. Das erklärt die erstaunlichen Erfolge in der Therapie, die nicht nur von den MS-Erkrankten dankbar berichtet werden, sondern tatsächlich auch messbar sind. Der Index dafür ist der antioxidative Status (TAS), der nachweislich mit jedem Gang in die frostige Kältekabine steigt und so weitere zerstörerische Prozesse der Nervenfasern verlangsamt oder aufhält. Das wiederum führt zu einer besseren Zellgesundheit, einer effektiveren Entgiftungsaktivität und einem erhöhten Schutz vor Krebs.

Muskelverspannungen lassen nach

In den Kliniken, die bereits seit einigen Jahren erfolgreich mit der Ganzkörper Kälte-Medizin arbeiten, beobachtet man als Erstes immer den wohltuenden schmerzlindernden Effekt, der bereits nach etwa einer halben Minute eintritt. Dann lassen die Dauerverspannungen der Muskulatur nach - Beweglichkeit und Funktionalität der Gelenke nehmen zu.

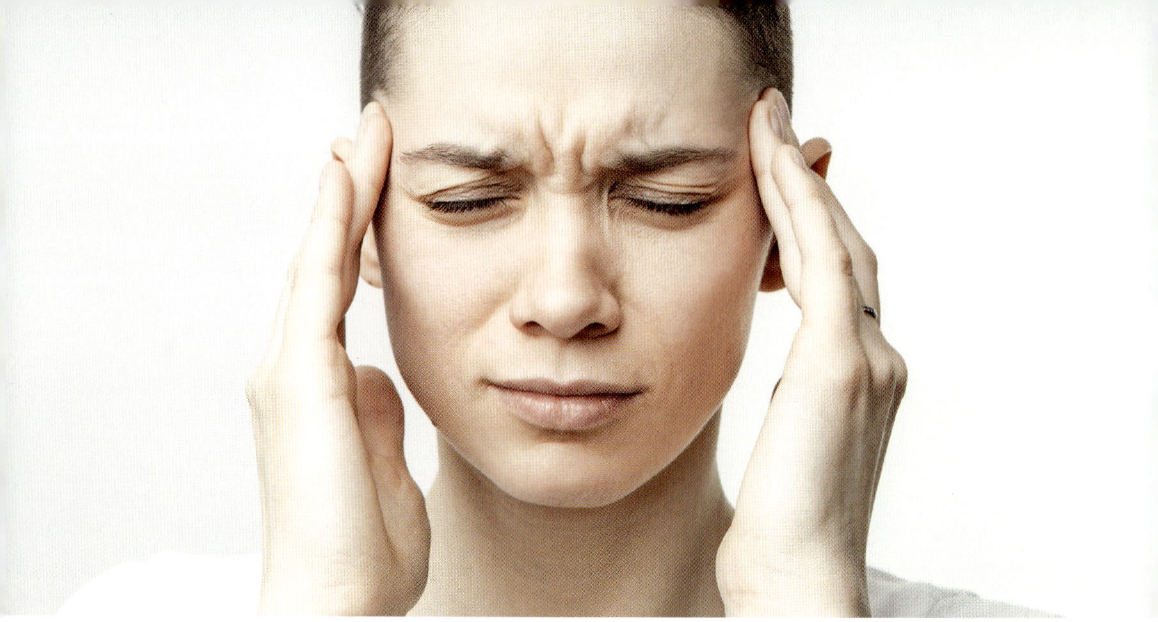

Keine Messerstiche mehr im Kopf: Extremkälte hilft bei Volksleiden Migräne

„Zunahme an Lebensqualität"

Im Kurzentrum Bad Häring erzählt MS-Patientin Maria K., die 45-jährige Chefeinkäuferin eines Großhandelsbetriebes, von ihren Eindrücken.

„Ich erhalte dabei immer einen körperlichen wie mentalen Energie-Impuls, welcher ein, zwei Tage nachwirkt. Meiner Muskulatur speziell in den Beinen tut das unfassbar gut. Mein gesamtes Beschwerdebild scheint danach sofort gelindert, ich fühle mich nach diesen kurzen Minuten leistungsfähiger, weniger schnell ermüdbar und mental aktiver. Mein Gangbild hat sich verbessert und die Gleichgewichtsstörungen sowie die lästigen Muskelverspannungs-Schmerzen nehmen rapide ab. In Summe empfinde ich durch diese Ganzkörper-Kältetherapien eine deutliche Zunahme an Lebensqualität."

Migräne:
Kälte lindert das Volksleiden

„Seit meinem zwölften Lebensjahr leide ich unter starker Migräne mit bis zu zwei Anfällen pro Monat, in denen ich mich nur noch in einen dunklen, kühlen Raum zurückziehen wollte, weil kein Medikament mehr zu helfen schien. Starke Kopfschmerzen und Übelkeit bis zum Erbrechen waren meine Begleiter.“ So beschreibt Harald S., ein 51-jähriger gelernter Betriebsschlosser aus Bamberg, sein gewohntes Leben, bevor er 2019 das erste Mal die Kältekammer betrat.

Migräne ist mehr als ein vernichtender Kopfschmerz, der vorübergeht, wenn der Betroffene sich nur lange genug ins Bett legt. Kommen zu den meist einseitigen, pulsierenden Schmerzen weitere Symptome wie erhöhte Lärm- und Lichtempfindlichkeit, Appetitlosigkeit oder Übelkeit bis hin zum Erbrechen, stellt der Arzt die Diagnose Migräne.

Wie ein Messerstich in den Kopf fühlt es sich an, wenn der Anfall plötzlich kommt, und nicht von ungefähr heißt er dann recht kriegerisch Migräneattacke. Jetzt geht nichts mehr, und die Betroffenen können sich nur noch zurückziehen und das Bett hüten, bis die Attacke so unvermittelt wieder wegzieht, wie sie gekommen ist. Das kann zwischen wenigen Stunden bis hin zu mehreren Tagen dauern, und auch die Häufigkeit variiert zwischen ein paar Mal im Jahr bis zu mehrmals im Monat.

So war es auch bei Harald S., bis der wöchentliche Gang in die Kältekabine die beschwerdefreien Zeiten immer mehr verlängerte.

Das motivierte ihn und er blieb dran. Erst einmal pro Woche, später alle 14 Tage zog er sich Badehose, Handschuhe und wärmende Fußbekleidung an und bewegte sich drei Minuten mit langsam kreisenden Armbewegungen und ruhiger Atmung in dem -110 Grad kalten Raum. Im Juni 2019 hörten die Migräneanfälle ganz auf und das blieb auch so, während er die Therapie bis Oktober fortsetzte. Ein ganz neues Leben begann für ihn.

Laut Weltgesundheitsorganisation (WHO) ist Migräne die neurologische Erkrankung, die den Alltag der Betroffenen am meisten einschränkt. Hohe Ausfallzeiten am Arbeitsplatz und ein kaum planbares Privatleben schränken Migräne-Patienten stark ein. Sehr individuell sind auch die Auslöser einer Attacke - die so genannten Trigger. Das kann eine Reizüberflutung sein, eine Nahrungsmittelunverträglichkeit - sehr häufig ist es Stress.

Migräne ist längst ein Volksleiden geworden: Allein in Deutschland sind geschätzt bis zu zwölf Millionen Menschen davon betroffen. Immer setzen Nervenbotenstoffe falsche Signale, es kommt zu übermäßigen Gefäßerweiterungen im Kopfbereich und im Hirnstamm wird der pulsierende Schmerz ausgelöst. Auffällig ist, dass die Betroffenen während einer Attacke instinktiv Kühlung zur Linderung ihrer Beschwerden suchen.

In der Kälte verengen sich die Gefäße, um sich danach spontan wieder zu weiten. Das gesamte Gefäßsystem wird trainiert, sich wieder allen Anforderungen auf gesunde Weise anzupassen. Allerdings sollte die Kältetherapie in den Migräne-freien Zeiten angewendet werden, denn während der Attacke könnte die extreme Situation zusätzlichen Stress für den Organismus bedeuten.

Als Betriebsschlosser Harald S. im Mai 2020 eine erneute Migräneattacke befiel, war sie von deutlich schwächeren Symptomen begleitet und auch viel schneller vorbei. Er begann eine weitere Serie der Kältetherapie, um seine Gefäße zu trainieren. „Migränetabletten hatte ich da schon seit elf Monaten nicht mehr genommen", sagt er.

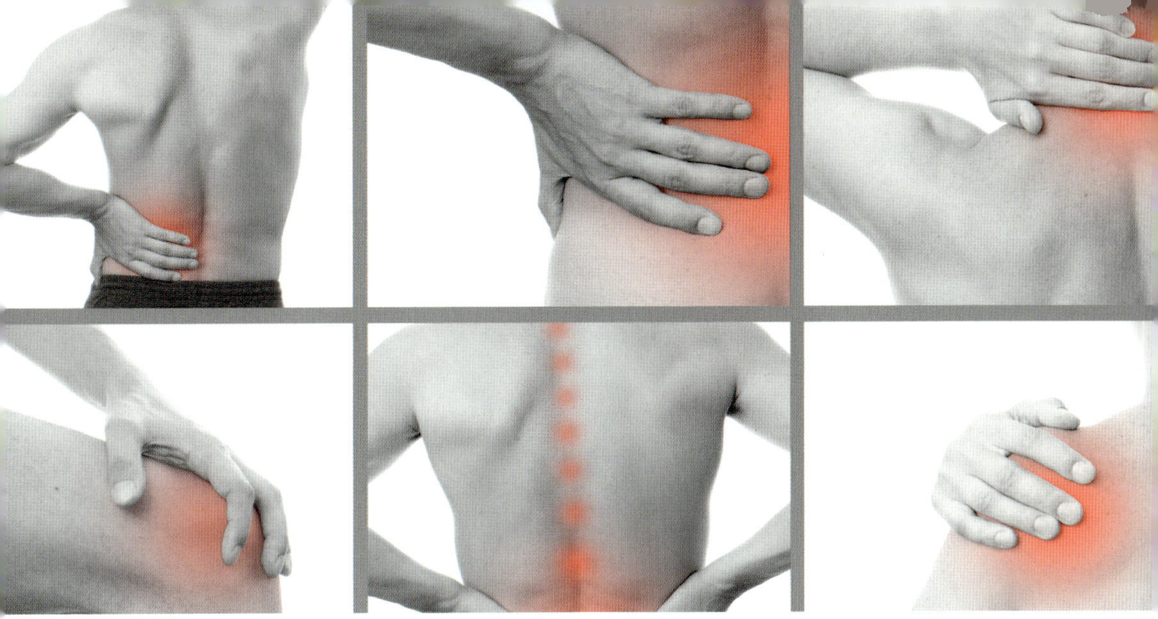

Kältetherapie lindert chronische, mysteriöse Schmerzen

Fibromyalgie: Bis zu 80 Prozent Symptomverbesserung

„Stell dir vor, du hattest eine Grippe und bist den ersten Tag fieberfrei. Du bist noch völlig schlapp, musst erst mal wieder auf die Beine kommen. Dir tut der ganze Körper weh, du hast keine Energie, es reicht gerade, um dich vom Bett zur Toilette und zurück zu schleppen. Vielleicht hast du Kopfschmerzen oder Nebel im Kopf, kannst dich schlecht konzentrieren, bist mit allem völlig überfordert, kannst nichts regeln. Du willst dich erholen und einfach nur deine Ruhe haben. Alles Mögliche stört dich: das Licht, einfache Geräusche, und deine Haare tun auch weh. Und nun stell dir vor, dies wird ein Dauerzustand über Wochen, Monate, Jahre: Das ist Fibromyalgie."

So eindringlich beschreibt die Wiener Ernährungsberaterin Julia Tulipan, wie es sich anfühlt, mitten in einem Schub dieser mysteriösen Schmerzen festzustecken. Weltweit sollen rund zwei Prozent der Erwachsenen von Fibromyalgie betroffen sein. Frauen erkranken häufiger als Männer. Eine Fibromyalgie kann man nicht im Blut messen und nicht mit bildgebenden Verfahren sichtbar machen. Deshalb galt sie lange als eingebildete Krankheit. Das führte dazu, dass selbst die Patienten lange ihre Erkrankung nicht ernst nahmen und als Muskelkater abtaten. Bis die Schmerzen, die hauptsächlich Muskeln und Sehnen befallen, irgendwann unerträglich werden. Besonders anfällig für dieses chronische Schmerzsyndrom sind sehr leistungsbereite Menschen, die hohe Anforderungen an sich selbst stellen.

Es besteht immer noch ein hoher Forschungsbedarf, um die Ursachen und damit auch mögliche Therapien für diese „Faser-Muskel-Schmerzen", wie Fibromyalgie wörtlich übersetzt heißt, zu ermitteln. Gerade was die Ursachen der Erkrankung betrifft, findet sich bis heute nicht recht ein roter Faden. Viele Symptome treten wie aus heiterem Himmel auf, ohne erkennbaren Auslöser, und die für autoimmune Erkrankungen typischen entzündlichen Vorgänge finden sich auch nicht. Einig sind sich die Mediziner lediglich darin, dass die Schmerzverarbeitung der Betroffenen gestört ist - sie reagieren empfindlicher auf Schmerzreize als gesunde Menschen.

Schmerzgedächtnis ausgeschaltet

Muskelschmerzen und Kälte sind auch für Fibromyalgie-Patienten oft erst einmal nicht vereinbar. Daher ist es wichtig, sie für einen ersten Versuch zu motivieren. Dann aber können auch hier wieder die schmerzlindernden Reize über die vielen Kälterezeptoren in unserer Haut ihr wohltuendes Wirken entfalten. Das Schmerzgedächtnis wird kurzzeitig ausgeschaltet und der Patient kann aufatmen - eine lange vermisste positive Empfindung, die der Start in eine serielle Anwendung der Kältekabine sein kann.

Dann nämlich tritt eine Verbesserung aller Symptome um bis zu 80 Prozent ein, wie klinische Beobachtungen zeigen. Eine Erfahrung, die nach 20 bis 30 Aufenthalten in der -110 Grad kalten Luft und von Patient zu Patient in unterschiedlicher Intensität erlebt wird. Allen schmerzgeplagten Patienten gemeinsam ist jedoch die zunehmende Nachhaltigkeit der positiven gesundheitlichen Entwicklung, je häufiger sie in der Kältekammer waren.

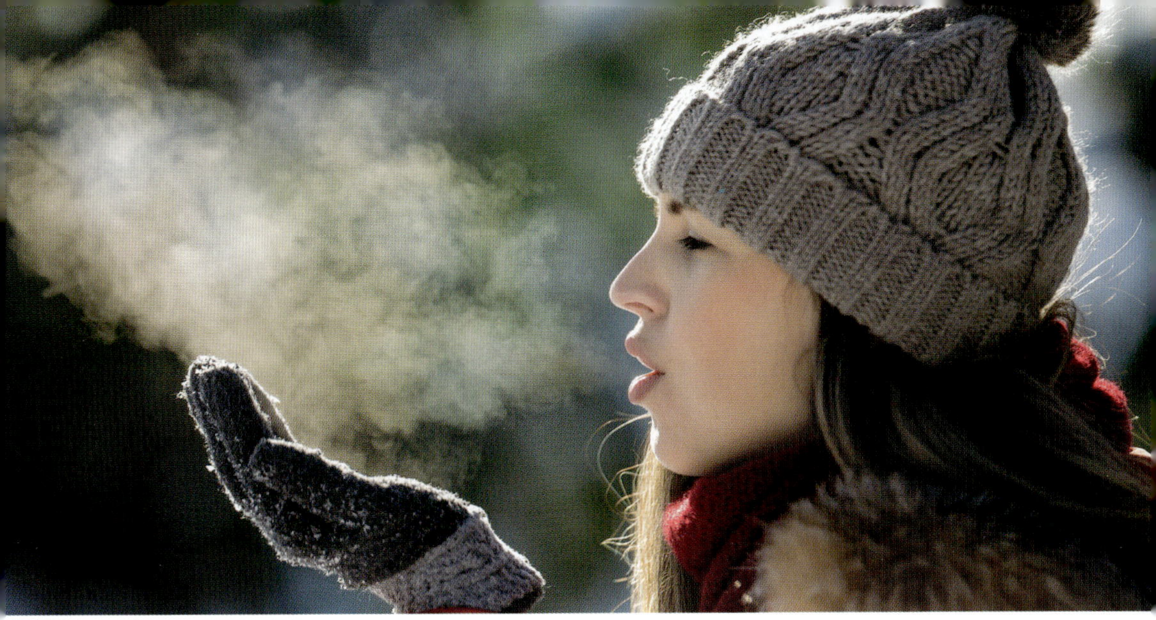

Wohltuende Effekte auf die Lunge: In der Kälte wird das Atmen für Asthma-Kranke leichter

Asthma bronchiale: Kälte macht das Atmen leichter

Wenn das Atmen schwerfällt und von einem Pfeifen begleitet ist, sich der Brustkorb zu verengen scheint, der Husten gar nicht mehr aufhören will und diese beängstigenden Anfälle immer öfter auftreten, handelt es sich wahrscheinlich um Asthma.

Auch wenn Asthma heute gut behandelbar und kaum noch lebensbedrohlich ist, fühlt es sich für den Betroffenen doch sehr gefährlich an, und so kann ein akuter Asthma-Anfall durchaus zum Notfall werden.

Menschen mit Asthma haben überempfindliche Atemwege, die auf verschiedene Auslöser unverhältnismäßig stark reagieren. Es wird eng für die in unsere Lungen ein- und ausströmenden Luftmassen. Chronische entzündliche Vorgänge in unseren Lungen verengen unsere fein verästelten Bronchien und lassen gleichzeitig Schleimhäute anschwellen.

Die verantwortlichen Auslöser können typische Allergene aus der Nahrung und Umwelt sein. Aber auch körperliche Überanstrengung oder psychische Belastungen können einen Asthma-Anfall auslösen. Als ob ein Eindringling rausgeworfen werden soll, hustet sich der Betroffenen quasi die Seele aus dem Leib. Neben der Vermeidung der einen Anfall auslösenden Trigger ist die Behandlung mit Medikamenten, vor allem mit Inhalationssprays, die übliche Therapie.

Bronchialschleimhäute schwellen wieder ab

Obwohl auch ein starker Temperaturreiz wie in einer Kältekammer ein Auslöser für einen Asthma-Schub sein kann, bedeutet das nicht, dass Betroffene von der Ganzkörper-Kältetherapie ausgeschlossen werden müssen. Das wäre auch sehr bedauerlich, denn gerade Asthma-Kranke empfinden diese Behandlung als äußerst wohltuend und würden am liebsten ausschließlich mit der Kälte therapiert werden.

Vor Beginn der Kältetherapie sollte von ärztlicher Seite sichergestellt werden, dass sich der Patient in einem stabilen Zustand befindet und sowohl körperlich als auch psychisch belastbar ist. Der Arzt sollte die erste Anwendung beobachten, denn die Reaktion auf den Kältereiz ist individuell sehr unterschiedlich.

Man beginnt mit kurzen Behandlungssequenzen, so dass sich der Körper daran gewöhnen kann und ein Trainingseffekt eintritt. Sind alle diese Voraussetzungen erfüllt, kann die Kältetherapie ihre vielfältigen, wohltuenden Effekte auf die Lunge voll entfalten. Die einsetzende Muskelentspannung wirkt der Enge entgegen, die Atmung wird angeregt und der Patient durch den Sauerstoffanstieg wieder leistungsfähiger. Die uns bereits bekannte anti-entzündliche Wirkung lässt die Bronchialschleimhäute wieder abschwellen - das Atmen wird wieder leichter.

Schuppenflechte: Der Juckreiz ist wie weggeblasen

Nachts sorgt das ständige Verlangen sich zu kratzen für Schlaflosigkeit. Am Tag fällt es schwer, sich zu konzentrieren.

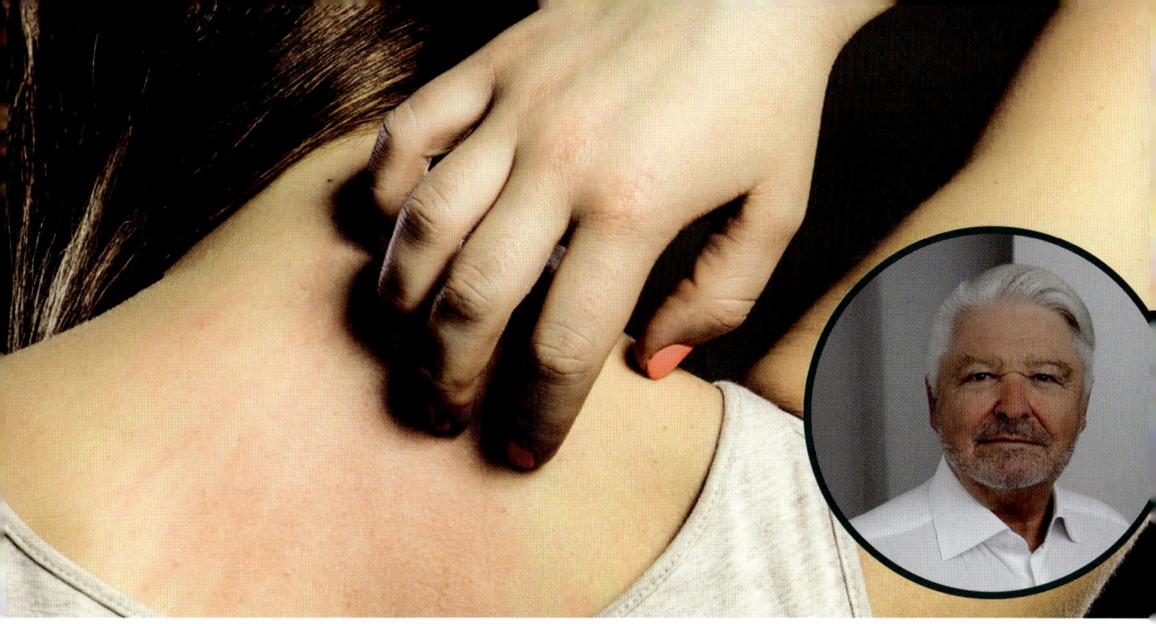

Dr. Michael Gasser „Kälte sorgt für gesunde Haut"

Der ständige kontrollierende Blick in den Spiegel bestätigt es: Die Haut ist gerötet und bildet die typischen silbrigen Schuppen - ein erneuter Schub kündigt sich an. Für die Betroffenen ist die Psoriasis, umgangssprachlich Schuppenflechte genannt, vor allem auch ein ästhetisches Problem.

Sie sind bemüht, die Irritationen so gut es geht zu verbergen, um nicht ausgegrenzt zu werden, obwohl keinerlei Ansteckungsgefahr besteht. Ständiges Geheimhalten im Privat- und Berufsleben belasten neben den körperlichen Beschwerden zusätzlich und führen nicht selten in eine Depression.

Wie gut, dass die therapeutische Kälte bei minus 110 Grad nicht nur den quälenden Juckreiz sofort stoppt und die äußerlichen Symptome wie Rötungen und schuppende Hautbereiche verringert oder gar verschwinden lässt. Die Extremtemperaturen unterbrechen die Ausschüttung von Entzündungsbotenstoffen und aktivieren gleichzeitig Adrenalin und Endorphine, welche dem Patienten sichtlich neuen Lebensmut einhauchen.

Es ist wohl eine genetische Veranlagung, die letztendlich für die Erkrankung verantwortlich ist, wodurch die Psoriasis als unheilbar eingestuft wird. Neben bakteriellen Entzündungen, Virusinfektionen,

Umweltfaktoren können auch psychische Belastungen und Stress die Auslöser für den nächsten Schub sein.

Druck auf den Reset-Knopf

Umso wichtiger ist es, diesen potentiellen Triggern in einem möglichst frühen Stadium der Erkrankung etwas entgegenzusetzen. Hier kann der heilsame Schock der Ganzkörper-Kältetherapie so etwas wie der Druck auf einen Reset-Knopf sein - ein Zurücksetzen auf einen früheren, gesünderen Zustand.

So beschreibt es auch eine Betroffene auf der Website einer Psoriasis-Selbsthilfegruppe nach der ersten Anwendung: „Schon während des Aufenthaltes in der Ganzkörper-Kältekammer hörte dieses ständige Jucken auf, das mich wieder einmal seit Wochen begleitet hatte."

Während sich die Haut eines gesunden Menschen in zirka vier Wochen erneuert, hat es die Epidermis eines Psoriatikers erheblich eiliger. Siebenmal so schnell wandern die entsprechenden Hautzellen an die Oberfläche, die Haut verdickt sich auf das Siebenfache und bildet Schuppen, um diese Überproduktion wieder los zu werden.

Allein im deutschsprachigen Raum leiden rund drei Millionen Menschen an dieser Hauterkrankung, die in fünf bis sieben Prozent aller Fälle auch die Gelenke betrifft. Zu den äußerlich sichtbaren Hautsymptomen kommen dann noch schmerzhafte Entzündungen und Schwellungen hinzu: Diese „Psoriasis-Arthritis" ist eine Sonderform der rheumatischen Autoimmunerkrankungen.

Schon die erste Anwendung der Ganzkörper Kälte-Medizin verspricht heilsamen Erfolg für mehrere Stunden. Nachhaltige Linderung bringt dann der stationäre Aufenthalt in einer Kur- oder Rehabilitations-Klinik. Dort kann die therapeutische Kälte zwei- bis dreimal täglich auf die gesamte Hautoberfläche einwirken. Die glücklichen Anwender haben daraufhin mehrere Monate Ruhe von ihrem Juckreiz, das Hautbild verbessert sich. Aber auch in den

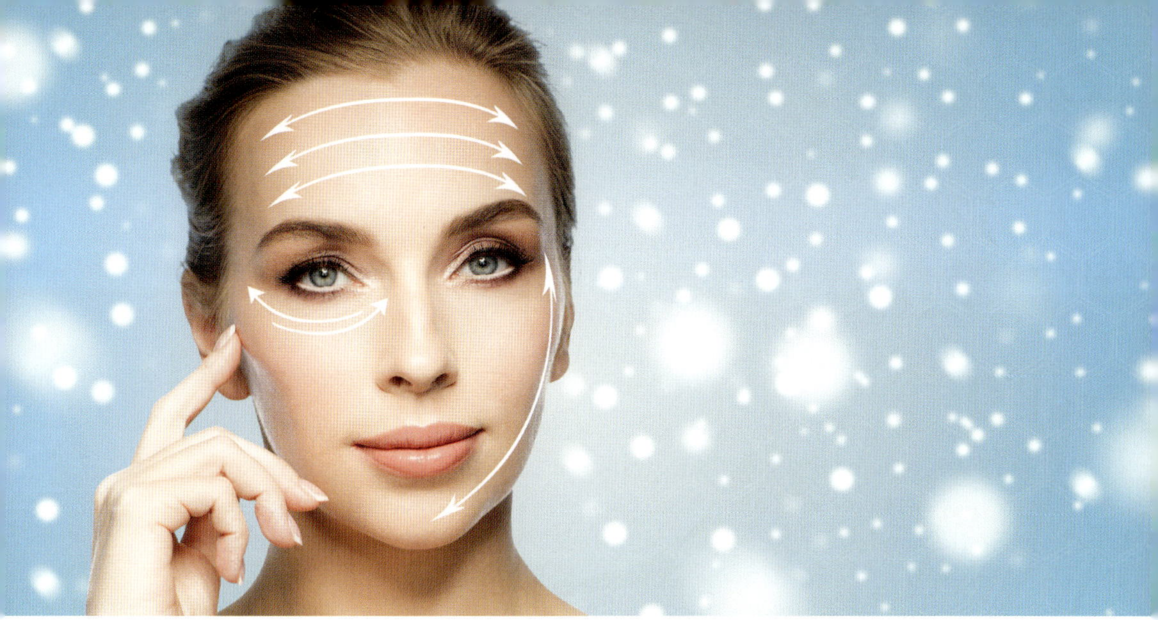

Extremkälte sorgt für ein strafferes Hautbild und einen strahlenden Teint

schubfreien Zeiten sollte der Gang in die Tiefkühlkabine führen, um den immunstimulierenden Reiz als Prophylaxe zu nutzen und den nächsten Schub hinauszuzögern, wenn nicht gar zu verhindern.

Neurodermitis: Schmerzen und Entzündungen vergehen

Auch für Betroffene der Neurodermitis stellt die Tiefkälte-Therapie eine wertvolle Ergänzung zu der Behandlung ihrer Leiden dar. „Der Juckreiz mindert sich in der Regel schon innerhalb der ersten Tage und die Hautentzündung ist oft nach einer Behandlungswoche rückläufig", betont der auf Kältetherapien spezialisierte Villacher Hautarzt Dr. Michael Gasser.

Der Mechanismus der Juckreizminderung sei vergleichbar mit dem der Schmerzlinderung: Der kurzzeitige intensive Kältereiz aktiviere eine Reihe positiver Effekte, betont Gasser. „So kommt es zu einer Aufhebung der Schmerzempfindung und es setzt eine Entzündungshemmung ein. Als besonders durchgreifend haben sich Behandlungs-Serien herausgestellt, denn die positiven Wirkungen potenzieren sich durch mehrere, kurz aufeinander folgende Anwendungen."

Straffere Haut, strahlender Teint

Und weil das ganze Immunsystem dabei gleichzeitig moduliert wird, wird die Heilung und Linderung von Hautkrankheiten durch die neue Ganzkörper Kälte-Medizin -110° auch vom ganzheitlichen medizinischen Ansatz her enorm unterstützt.

„Auffällig ist", so Gasser, „dass etwa Patienten über 50 Jahre immer wieder von einem strafferen Hautbild am gesamten Körper mit weniger Cellulite und Gesichtsfalten sowie einem vitaleren, strahlenden Teint berichten." Und auch die Stimmungslage sowie der Antrieb würden wieder jugendliche Frische bekommen.

Die 23-jährige Studentin Ewa S. war erst nach jahrelangem Leiden an Neurodermitis auf die frostige Behandlung in einer Kältekabine gestoßen.

„Meine Hände und mein Gesicht waren besonders betroffen. Alle bisherigen Therapien waren mit vielen Medikamenten, darunter auch Kortison, verbunden und hatten nur minimale Erfolge. Schließlich habe ich die Kältetherapie entdeckt und nach einer Kur von vier Wochen mit täglichen Anwendungen hat sich meine Haut sichtbar verbessert, und gegen den Juckreiz hat jeder einzelne Gang in die Kältekammer geholfen. Meine Haut bleibt nachhaltig weniger strapaziert, ich benötige wesentlich weniger Kortison. Ich werde die Ganzkörper-Kältetherapie nun regelmäßig nutzen."

Besonders hilfreich für Kinder

Wie bei der Schuppenflechte ist das Erste, was der Patient in der Kälte erleichtert bemerkt, das Nachlassen des lästigen Juckreizes. Da Neurodermitis auch viele Kinder und Kleinkinder betrifft, ist diese Wirkung besonders hilfreich, da die Kleinen ja nicht über die notwendige Selbstkontrolle verfügen, sich nicht ständig die Haut blutig zu kratzen. Selbstverständlich findet hier während der Kältetherapie eine enge Abstimmung mit dem Kinderarzt statt.

Im Unterschied zur Schuppenflechte hat die Neurodermitis häufig auch eine allergische Komponente und leider sind die Patienten auch für andere allergische Erkrankungen anfällig, wie beispielsweise das allergische Asthma. Die Neurodermitis tritt eher als empfindlicher, geröteter Bereich direkt auf der Haut auf, nicht so sehr durch Verdickung der Haut und Schuppenbildung. Eine genaue Abgrenzung der beiden Erkrankungen bleibt aber dem erfahrenen Dermatologen vorbehalten.

Die von Ewa S. geschilderte Kur fand in einer auf Neurodermitis spezialisierten Kurklinik statt. Aber auch für eine ambulante Behandlung eignet sich die Ganzkörper-Kältetherapie, etwa in der Spessart Therme in Bad Soden-Salmünster, wo deutschlandweit eine der ersten minus 110 Grad kalten Ganzkörperkammern aufgestellt wurde. Darüber berichtete auch der Neurodermitis-Bund (www.neurodermitis-bund.de) und empfiehlt diese Therapie.

Kälteexperten wie Hautarzt Michael Gasser raten zu rund 30 Kälteexpositionen in kurzen Abständen. Im Unterschied zu vielen anderen Therapien und Medikamenten heißt es im Zusammenhang mit der Neurodermitis bei der Ganzkörper-Kälteanwendung: „Viel hilft viel."

Schlafstörungen: Kälte aktiviert den Ruhenerv

Während wir nachts im Bett liegen und ruhig schlummern, arbeitet unser Körper auf Hochtouren. Unser Immunsystem hat jetzt Zeit, sich mit der Abwehr von Erregern zu beschäftigen. Defekte Zellstrukturen werden repariert, angesammelte Schadstoffe zum Abtransport aus dem Körper vorbereitet. Das Gehirn verarbeitet die Tageserlebnisse, unser Gedächtnis wird erweitert und die Psyche kann sich erholen. Wir schlafen also, um gesund zu bleiben.

Fatalerweise weiten sich Schlafstörungen immer mehr zu einem bedenklichen Volksleiden aus. So haben rund 80 Prozent der

Beschäftigten in Deutschland immer wieder Probleme mit ihrem Schlaf, wie der aktuelle DAK-Gesundheits-Report ausweist.

Länger als einen Monat und mindestens dreimal pro Woche, verbunden mit Tagesmüdigkeit - so lauten die Kriterien der Medizin für Schlafstörungen.

Die Forschung zählt inzwischen über 90 verschiedene Formen von Schlafproblemen. Millionen Menschen haben hierzulande Schwierigkeiten einzuschlafen, wachen in der Nacht häufig auf oder erwachen früher, als sie eigentlich wollten. Dies führt tagsüber zu Schläfrigkeit und verringert die Leistungskraft. Vitalität, Konzentration und Kreativität bleiben auf der Strecke. Anhaltende Schlafstörungen bergen ein hohes Risiko für die Gesundheit. Herz-Kreislauf-Krankheiten, Herzinfarkt, Schlaganfall, Diabetes, Depressionen, Alzheimer, Krebs und viele andere Leiden können die Folge sein.

Wenn es weder organische noch psychische Ursachen für die Schlafstörung gibt, spricht man von primärer Insomnie (Schlaflosigkeit). Im Gegensatz dazu ist es, wenn der gestörte Schlaf auf chronische Schmerzen zurückzuführen ist, eine sekundäre Insomnie, da die Ursache eine andere Gesundheitsstörung ist.

Über Kälte den Schlafrhythmus wieder finden

„Langjährige Erfahrungen zeigen", betont der renommierte Schlafexperte Professor Günther W. Amann-Jennson, „dass vor allem auch die Ganzkörper Kälte-Medizin einen wichtigen Beitrag leisten kann, den eigenen Schlafrhythmus wieder zu finden und die Schlaf- und Regulationsqualität zu verbessern." Denn die Extremkälte habe vor allem einen positiven Einfluss auf das autonome Nervensystem, im speziellen auf den Ruhe-, Regenerations- und Selbstheilungsnerv (Nervus vagus). „Gleichzeitig hat sich die Ganzkörper Kälte-Medizin bei der Milderung oder Beseitigung von schlafstörenden, quälenden Schmerzen sehr bewährt. Dies trägt wesentlich zur Verbesserung

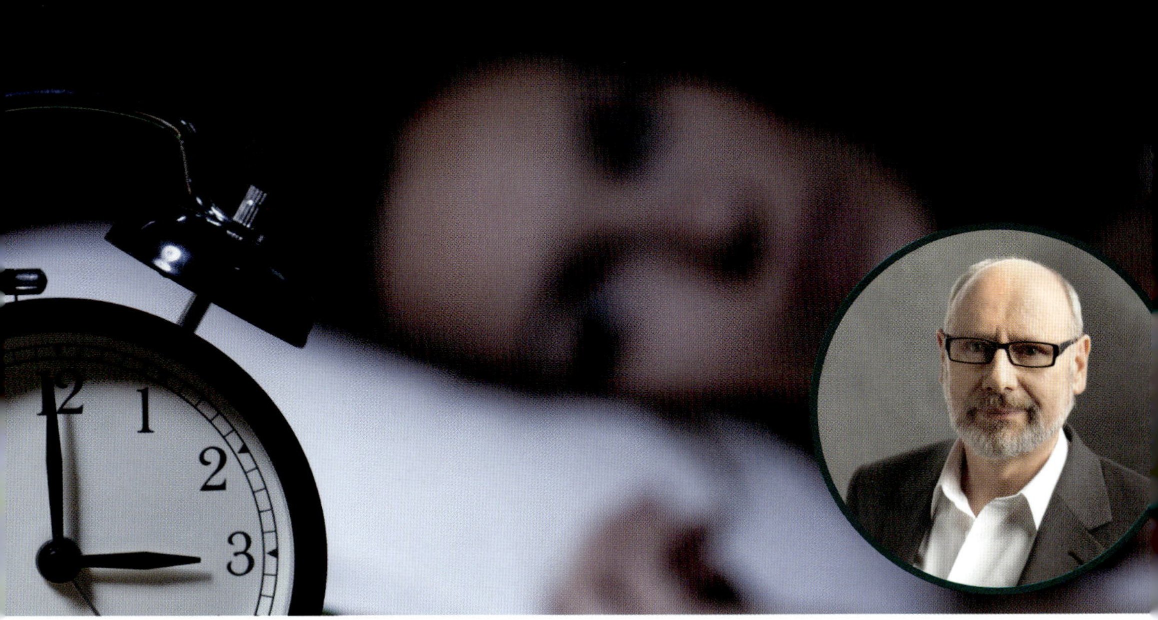

Schlafexperte Prof. Günther W. Amann-Jennson: Über Kälte den Schlafrhythmus wieder finden

der Qualität der Nachtruhe bei“, so der Leiter des Instituts für Schlafpsychologie und Schlafcoaching im österreichischen Frastanz.

Untersuchungen zeigen, dass ein starker Vagustonus auch die Regulierung des Blutzuckerspiegels verbessert und die Wahrscheinlichkeit von Diabetes, Schlaganfall und Herz-Kreislauf-Erkrankungen verringert. Ein niedriger Vagustonus wird heute in der Forschung mit chronischen Entzündungen in Verbindung gebracht.

„Die Stärkung des Selbstheilungsnervs über die Ganzkörper Kälte-Medizin kann helfen, Müdigkeit, Angstzustände, Depressionen und Verdauungsprobleme zu lindern“, meint Amann-Jennson. Eine regelmäßige Anwendung habe auch eine positive Wirkung auf die psychisch- emotionale Regulation und sei ein guter Schutz vor Burnout. „Grundsätzlich kann mit der Ganzkörper Kälte-Medizin jede ärztlich-therapeutische Behandlung positiv unterstützt werden“, betont der Schlafpsychologe.

Verkürzte Einschlafphase

In einer Kurklinik profitieren die Patienten besonders von einem zweiten abendlichen Gang in die Ganzkörper-Kältekabine, um den sofort spürbaren, entspannenden Effekt zu nutzen. Die Einschlafphase verkürzt sich dadurch deutlich und das Schlafmittel kann im Nachttisch bleiben. Und: Wenn wir bei niedrigen Temperaturen zwischen 16 bis 19 Grad schlafen, haben wir längere Tiefschlafphasen. Pfarrer Kneipp lässt grüßen...

Kurzes Fazit: Die Kälte hilft uns cool zu bleiben. Ausgeschlafen und deutlich gelassener begegnen wir den Anforderungen unseres Alltags - und depressive Verstimmungen lösen sich überraschend schnell auf.

Depressionen: Im Glücksrausch der Hormone

Die Haut kribbelt angenehm, wohlige Wärme beginnt durch den Körper zu strömen, der intensive Ganzkörperkältereiz regt die Atmung an und Sauerstoff fließt vermehrt durch die Adern - ein Aufatmen geht durch den ganzen Körper. Insgesamt eine wohltuende, intensive körperliche Erfahrung, die so ziemlich alle Patienten nach dem Besuch einer Kältekammer beschreiben.

Endlich wieder ein positives und sehr lebendiges Gefühl - den eigenen Körper spüren. Danach sehnen sich an Depressionen leidende Menschen, von denen es allein in Deutschland rund fünf Millionen gibt. Depression wird von der Weltgesundheitsorganisation (WHO) als eine der häufigsten Krankheit auf der Welt aufgeführt.

Für depressive Patienten scheinen alltägliche Herausforderungen unüberwindbar. Schon morgens fällt das Aufstehen schwer, tagsüber ist man müde und antriebslos und nachts kann man nicht schlafen - diffuse Ängste und kaum noch Kontakt zu Freunden, ein Entfremden von der Familie: Die Welt, wie man sie bisher kannte, gerät völlig aus den Fugen. So beschreiben ehemalige Betroffene ihre Erkrankung, bevor sie Hilfe bekamen.

Natürliche Rhythmen harmonisieren sich

Der kräftige Reiz in der Kühlkammer wirkt wie ein Neustart für Körper, Geist und Seele. Das Gehirn, unsere Steuerungszentrale, wird besser durchblutet. Über den Hirnstamm werden in komplexen Prozessen Hormone losgeschickt, die unser Gefühlsleben beeinflussen. Das führt dazu, dass das Aktivitätsniveau unseres zentralen Nervensystems reguliert wird, die natürlichen Rhythmen von Tag und Nacht können sich wieder einstellen.

Unter den extremen Bedingungen in der minus 110 Grad frostigen Kältekammer kommt es zu einer vermehrten Ausschüttung von Glückshormonen, die für unsere gute Laune zuständig sind. Und es sieht ja auch ganz lustig aus, mit Mütze, Handschuhen, warmen Socken, aber in Badebekleidung herumzulaufen...

Studie belegt messbare Erfolge

Dass die Ganzkörper Kälte-Medizin Depressionen lindert, hat bereits 2003 der Wissenschaftler J. Rymaszewsky mit 23 Patienten im Alter zwischen 37 und 70 Jahren in einer Studie erforscht. Die Probanden waren nach strengen Kriterien ausgewählt worden und litten nachweisbar an mittleren bis schweren Depressionen. Innerhalb von zwei Wochen erhielten die Patienten zehn Kälteanwendungen.

Auch Menstruationsstörungen gemildert

Nach der Behandlungsserie fühlten sich sämtliche Patienten insgesamt wie auch im Hinblick auf Einzelsymptome deutlich besser. Am meisten linderte die Kältetherapie frühmorgendliches Erwachen (100 Prozent), Schlafqualität (98 Prozent), Einschlafschwierigkeiten (91 Prozent) sowie Unruhe und motorische Hyperaktivität (90 Prozent).

Messbar erhöht war der so genannte Katecholamin-Spiegel - ein Oberbegriff für die Menge an Glücks- und Aktivitätshormonen wie Dopamin. Ganz offensichtlich ist die Kältetherapie in der Lage,

Störungen zyklischer Körpervorgänge wieder zu harmonisieren: Nicht nur Schlafrhythmen kamen wieder ins Lot, bei Frauen regulierten sich auch menstruelle Zyklusstörungen durch die Kälteanwendung.

Der Frischekick und die Tatsache, den vorher unvorstellbaren Aufenthalt bei minus 110 Grad „überlebt" zu haben, bescherten den Patienten neue Zuversicht und Lebensfreude.

Burnout: Eiseskälte friert den Stress ein

Diese positiven Wirkungen macht man sich auch in der Behandlung von Burnout zunutze - einer weiteren psychischen Erkrankung, bei der die Kälte helfen kann. Hin- und hergerissen zwischen totaler Antriebslosigkeit und Überaktivität fühlen sich Burnout-Patienten ständig wie ein Auto, das mit Vollgas fährt... bei angezogener Handbremse.

Der Dauerstress, unter dem sie viel zu lange standen, hat das feine Zusammenspiel von Adrenalin, Noradrenalin und Dopamin völlig durcheinandergebracht. Es sind jene Botenstoffen, die aus unseren Nebennieren losgeschickt werden, um uns so richtig loslegen zu lassen, wenn wir ein Ziel vor Augen haben - uns dann aber auch wieder in eine erholsame Entspannung finden lassen.

Man sollte nun meinen, dass die extreme Kälte den Stress, unter dem die Betroffenen ja sowieso schon leiden, noch erhöht. Das Gegenteil scheint zu stimmen: Die Eiseskälte friert den Stress ein.

Körper und Psyche profitieren

Wie die Kälteanwendung diese Botenstoffe und Hormone auf ein normales Maß reguliert, ist noch nicht abschließend geklärt. Dass es funktioniert, bestätigen die Anwender mit ihren lächelnden Gesichtern, wenn sie aus der Kälte kommen.

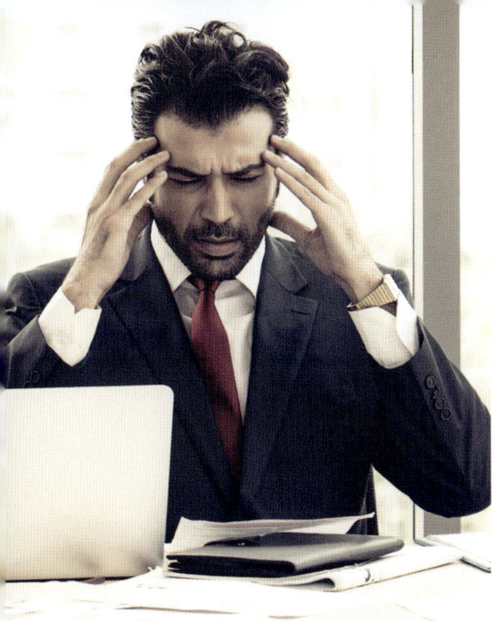
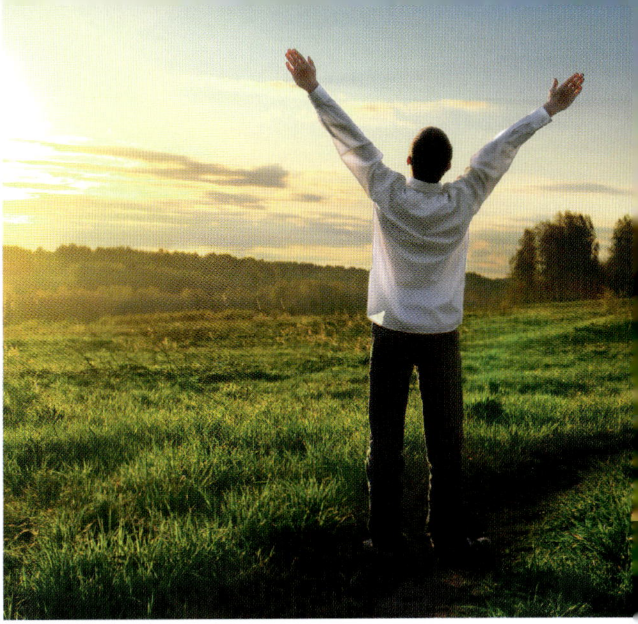

Der Frischekick bei minus 110 Grad vertreibt bleierne Müdigkeit und führt zu neuer Lebenslust

Sowohl für Depressionen als auch für das Burnout-Syndrom gilt, dass die Ganzkörper-Kältetherapie in serieller Anwendung, wird sie in einer entsprechenden therapeutischen Einrichtung begleitend durchgeführt, die besten Erfolgsaussichten hat. Die große Bandbreite der Wirkmechanismen von Kälte, nämlich sowohl körperliche Symptome zu lindern als auch das psychische Befinden positiv zu beeinflussen, lässt diese Anwendung immer mehr zum beliebten Therapiebaustein bei Patienten und Therapeuten werden.

-110 Grad Kryotherapien auch in führender Burnout – und Depressionsklinik

Inzwischen setzen sogar psychische Spezialkliniken auf die vielen positiven Effekte der Kryotherapie. „Die Extremkälte bringt den Körper wieder in Schwingung und rundet als physikalische Basistherapie die vielen anderen Behandlungsformen für Körper und Geist perfekt ab", schwärmt beispielsweise Dr. Michael Pfaff.

Der Chefarzt der „Clinica Holistica Engiadina", der wohl renommiertesten deutschsprachigen Fachklinik für Burnout und Stressfolgeerkrankungen im schweizerischen Susch, sieht die Vorteile der Kälteanwendung unter anderem in der „krassen Antwort des Sympathikus", also in der blitzschnell einsetzenden, erhöhten Leistungsbereitschaft des vegetativen Nervensystems.

Bislang habe man eine solche Therapie in einer psychiatrischen Fachklinik kaum erwarten können, so Pfaff, doch trage die nebenwirkungsarme Reiztherapie stark zur „Wiederentfaltung einer biologischen Homöostase" bei. Sie könne wieder Licht und neue Zuversicht in den Körper bringen. Im Übrigen sei die Indikationsliste, angefangen bei chronischen Kopfschmerzen bis hin zu Gelenksproblemen, extrem lang: „Da können wir oft mehrere Fliegen mit einer Klappe schlagen".

Schneller genesen

In der eidgenössischen Fachklinik für Burnout steht ein ganzheitlicher, integrierter Therapieansatz von Körper und Psyche im Mittelpunkt wie das Wort „Holistica" im Namen der Vorzeige-Einrichtung bereits ausdrückt. Die Abgeschiedenheit der faszinierenden Natur des Unterengadins mit seinen atemberaubenden Bergen und dem speziellen Licht ist ein weiterer Faktor für ein rasches Genesen. In diesem Umfeld, so haben Forscher erst kürzlich festgestellt, passiert Heilung oft in der Hälfte der üblichen Zeit.

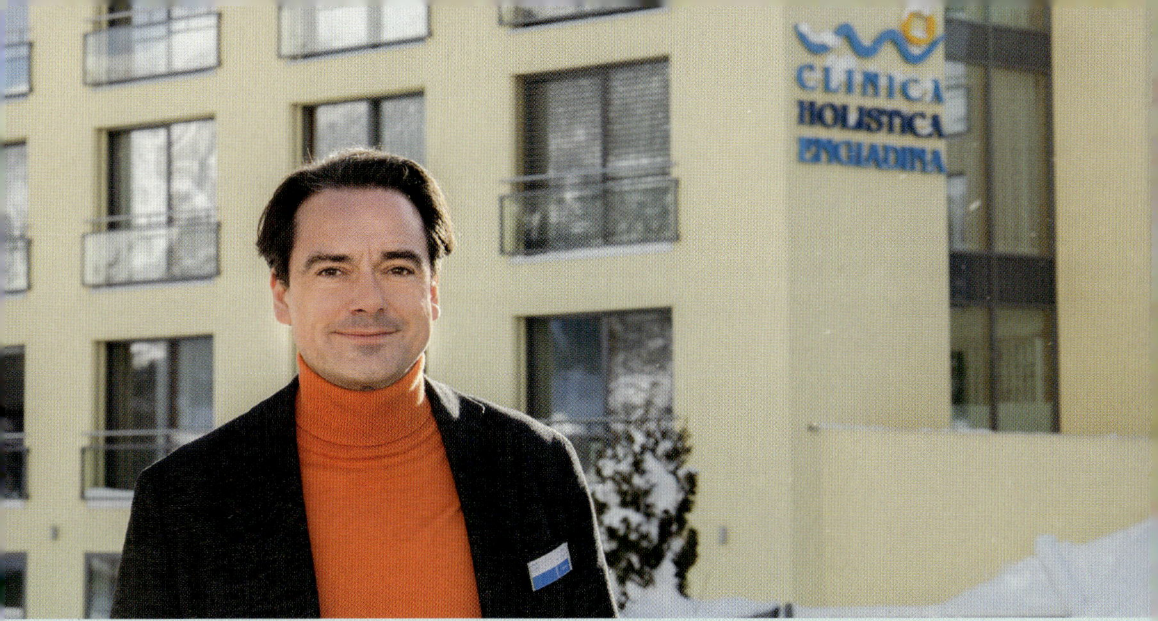

„Die Extremkälte bringt den Körper wieder in Schwingung": Dr. Michael Pfaff

„Signifikante Reduktion depressiver Symptome"

Eine Studie der Universität Zürich weist in diesem Zusammenhang darauf hin, dass Patienten nach ihrem Aufenthalt in der Spezialklinik mit dem breiten Behandlungsangebot eine „signifikante Reduktion depressiver Symptome und eine Abnahme von chronischem Stress zeigen". Dies könne auf „biochemischer Ebene" belegt werden. „Zusammenfassend unterstreichen die Ergebnisse eindrücklich die Wirksamkeit der stationären holistischen Behandlung", heißt es in der Studie.

Lange wurde das Burnout-Syndrom in der Medizin als eine Modekrankheit einer ausufernden Leistungsgesellschaft auf der Überholspur gesehen, doch heute sind die oft katastrophalen Folgen der neuen Volkskrankheit nicht mehr wegzudeuteln.

Allein in der Schweiz leidet rund ein Viertel der Bevölkerung immer wieder einmal unter den Symptomen, die damit einhergehen: Das Gefühl völliger Abgestumpftheit und Erschöpfung, tiefer Niedergeschlagenheit, dem Empfinden der Lebensunfähigkeit oder einer großen Leere sowie dem Eingesperrtsein in einem Karussell immer wiederkehrender negativer Gedanken, aus dem es keinen Ausweg zu geben scheint.

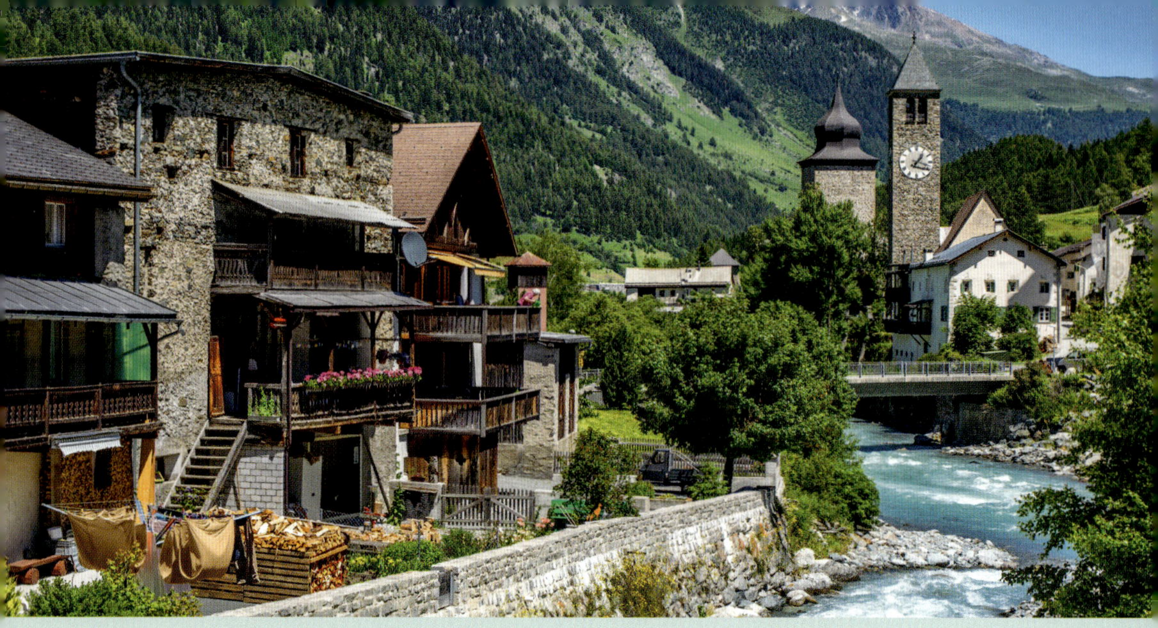

Ein Faktor für rasches Genesen: Die Abgeschiedenheit der faszinierenden Natur des Unterengadins

Für Klinik-Chef Dr. Michael Pfaff ist „Burnout ein Risikozustand und bezeichnet in erster Hinsicht einen Lebensstil, in dem man dauerhaft mehr Energie investiert, als man sich wieder zuführt. Medizinisch verstehen wir das anhaltende Überengagement als permanente Stresseinwirkung auf unseren Organismus, das zum Verlust seiner Regulationsmöglichkeiten führt. Daraus entstehen Folgeerkrankungen, die als körperseelische Phänomene ganzheitlich betrachtet werden sollten, heute aber häufig in verschiedenen hochspezialisierten medizinischen Disziplinen sehr symptomorientiert behandelt werden."

Nicht nur Symptom-Bekämpfung

In der Clinica Holistica Engdiadina dagegen sollen nicht nur die vordergründig vorliegenden Symptome möglichst schnell behoben werden, sondern der Klient wird an eine „neue Form der selbstfürsorglichen Lebensführung" herangeführt. Das Erfolgsrezept liegt in der Kombination verschiedener, spezialisierter Therapieverfahren, die inhaltlich ganz auf Themen und Ziele der Patienten ausgerichtet werden, wie Pfaff betont.

Das Ziel ist, neuartige, gut wirksame und patienten-orientierte Therapiemethoden wie die beliebte Kälteanwendung zu integrieren.

So entstand das bisher wohl vielfältigste Behandlungsangebot einer psychiatrischen Klinik in der Schweiz und wohl auch im gesamten deutschen Sprachraum.

Neben moderner individueller Psychotherapie werden viele handlungsorientierte Therapieräume eröffnet, wie zum Beispiel Tanz-, Bewegungs-, Kunst- und Musiktherapie.

„Zu unseren Spezialitäten gehören die Erlebnistherapien", erzählt Pfaff. Dazu gehören das therapeutische Klettern ebenso wie die philippinische Stockkampfkunst Escrima. Als unterstützende Methoden für den Gesamtprozess werden auch komplementärmedizinische Therapien angewendet, unter anderem Akupunktur und WasserShiatsu.

Besonderes Augenmerk legt die Klinik im Engadin freilich auf innovative naturheilkundliche Methoden, die schon länger in der physikalischen Medizin angewendet werden ... Behandlungen mit Wärme und Kälte. Die Philosophie der Reiztherapie von Sebastian Kneipp feiert auch hier fröhliche Urständ.

So verfügt das Zentrum für Stressfolgeerkrankungen als erste psychiatrische Klinik weltweit sowohl über einen Hyperthermie-Behandlungsplatz - eine wärmebasierte Behandlungsmethode, die vielfach auch bei Krebs angewendet wird - als auch über eine moderne Kryosauna.

„Aufenthalt in der Kälte wirkt heroisierend"

"Die Kältetherapie bei minus 110 Grad stärkt die Abwehrkräfte und verbessert so das Wohlbefinden", betont Pfaff. Und er fügt hinzu: „Der kurze Aufenthalt in der Kältekammer wirkt bei vielen Klienten förmlich heroisierend – sie können kaum fassen, es solange in einer derartigen Extremkälte ausgehalten zu haben. Die Schwingungsfähigkeit erhöht sich, die Starrheit im gesamten System kann beginnen sich langsam aufzulösen und die Psyche entspannt sich".

Erschöpfung: Neue Lebenslust im Kommen

Das Gefühl der Erschöpfung nach einem langen Arbeitstag oder nach dem Sport kennen viele. Ein sehr gesundes Signal unseres Körpers - eine Phase der Erholung und Regeneration sollte jetzt folgen, denn danach fühlen wir uns in der Regel wieder frisch, ausgeruht und voll neuer Lebensenergie.

Schätzungsweise 300.000 Menschen allein in Deutschland gelingt diese Aufladung ihrer leergelaufenen Batterien nicht mehr. Sie sind dauerhaft müde und völlig energielos. Zusätzlich begleiten ständige, nicht genau zu lokalisierende Schmerzen ihren Alltag. Viele von ihnen sind so kraftlos, dass sie kaum noch aufstehen können. Längere aktive Phasen sind ihnen unmöglich und einen Großteil ihres Lebens können sie nur noch im Liegen verbringen. An erholsamen Nachtschlaf ist sowieso nicht mehr zu denken und die Sorgen um die eigene Gesundheit und Existenz führen obendrein meist in eine Depression.

Dauern diese Symptome bereits länger als sechs Monate an und es lässt sich keine präzise medizinische Ursache finden, hält der weltweit gültige medizinische Diagnosekatalog die Bezeichnung „Chronisches Fatigue Syndrom“ (CFS) bereit.

Dabei befinden sich die meisten Betroffenen gerade in ihren „besten“ aktivsten Lebensjahren. Das Leben zieht an ihnen vorüber, und oft glaubt man ihnen ihr Leiden nicht einmal und stuft sie in eine psychische Erkrankung oder sogar als Simulanten ein.

„Es ist, als ob das Antriebssystem meines Körpers seinen Geist aufgegeben hätte“, so beschreibt Jakob Harrer die Befindlichkeit eines Betroffenen. Der 60jährige Unternehmer aus Salzburg fühlte sich schon morgens wie von einem Lastwagen überrollt, seine Lebensqualität zeigte schlechtere Werte als ein Krebspatient. Viele von ihm konsultierten Ärzte schüttelten nur ratlos den Kopf, echte Hilfe erhielt er von keinem Mediziner.

Hinter vorgehaltener Hand wird das CFS-Syndrom sogar als „Koryphäen-Killer" gehandelt. Das meint, das selbst renommierte Diagnostiker häufig erfolglos bleiben, sowohl in der Ursachenforschung als auch bei der Behandlung dieser mysteriösen Krankheit.

In Verdacht stehen unter anderem Umweltgifte und Schadstoffe als Auslöser der Erkrankung, die häufig aus heiterem Himmel auftaucht. Aus Erfahrungsberichten von Patienten und Medizinern wissen wir, dass dem Beginn der rätselhaften Symptome häufig eine Infektion vorausgeht. Borreliose und der Epstein-Barr-Virus werden in diesem Zusammenhang beobachtet und es setzt sich zunehmend die Erkenntnis durch, dass CFS eine eigenständige organische Erkrankung ist, bei der sowohl ein geschwächtes Immunsystem als auch Entzündungsgeschehen eine Rolle spielen und weiter erforscht werden müssen.

Viele von uns suchen einen Frischekick fast schon reflexartig, wenn wir uns morgens verschlafen erst einmal eine Ladung kaltes Wasser ins Gesicht spritzen. Der Aufenthalt bei -110 Grad in der Kältekammer ist da natürlich ungleich intensiver. Gefäße ziehen sich zusammen um sich dann später in der normalen Raumtemperatur wieder zu weiten.

Das fördert die Durchblutung und die Patienten spüren dieses lebendige Kribbeln und die wohlige Wärme danach im ganzen Körper. Die bleierne Müdigkeit wird durch eine Erhöhung des zentralen Aktivitätsniveaus unterbrochen. „Bereits nach der zweiten Anwendung in der Kältekammer", erzählt Jakob Harrer euphorisiert, „spürte ich deutlich, dass meine Erschöpfung mehr und mehr einer neuen Lebenslust zu weichen begann."

Der Kreislauf wird angekurbelt und ein wacherer Blick, rosige Haut und ein Lächeln beim Heraustreten aus der Kältekabine bestätigen dem begleitenden Therapeuten die belebende Wirkung bei seinem Patienten.

Gar nicht hoch genug ist der schmerzlindernde Effekt der Tiefenkälte einzuschätzen, denn chronische Schmerzen bedeuten eine zusätzliche, Kräfte zehrende Belastung für jeden CFS-Patienten. Bei serieller Therapie wird der Patient mit einem gestärkten Immunsystem und geringeren Entzündungswerten belohnt.

Herz-Kreislauf-Erkrankungen: Hilfe im Anmarsch

Die Einwirkung von extremer Kälte kann die Gesundheit unseres Herz-Kreislaufsystems deutlich verbessern. Grund dafür ist die vermehrte Ausschüttung von Adiponektin, einem Hormon, das in den Fettzellen gebildet wird und wie Leptin regulierend auf das Hungergefühl einwirkt.

In letzter Zeit haben Forscher aber auch immer mehr Hinweise darauf gefunden, dass Adiponektin auch ein mögliches Heilmittel für Herz-Kreislauf-Krankheiten sein könnte. Testpersonen reagierten auf entsprechende Hormoninjektionen mit entspannten Blutgefäßen und einer Verringerung von entzündlichen Herz-Kreislauf-Erkrankungen.

Blutgefäße entspannt, Entzündungen verringert

Ein weiterer Effekt des Peptidhormons ist eine Verringerung von Entzündungen im Körper und die Beschleunigung der Fettverbrennung. Übergewichtige haben grundsätzlich verringerte Werte an Adiponektin.

Da wissenschaftliche Belege auf diesem Gebiet noch rar sind, raten Ärzte vor einer Expedition in die Kälte bei folgenden Vorerkrankungen jedoch zu verstärkter Achtsamkeit: Bluthochdruck mit Werten über 160/90 mmHg, einem erst kürzlich zurückliegenden Herzinfarkt, peripheren Durchblutungsstörungen, instabiler Angina Pectoris, einem Herzschrittmacher sowie einer abgelaufenen Venenthrombose oder einer akuten Venenentzündung.

Grundsätzlich jedoch hat die Extremkälte mit der starken Ausschüttung von Adiponektin außergewöhnlich positive Auswirkungen auf unsere Gesundheit. Selbst in der Krebsbehandlung zeigt das Hormon seine Potenz - ist es doch am programmierten Zelltod von alten und kranken Zellen beteiligt.

Diabetes: Kälte und Fasten bilden das Rettungsteam

Aktuell will die wissenschaftliche Forschung verstärkt herausfinden, wie die Ganzkörper Kälte-Medizin mit ihren außergewöhnlichen Wirkmechanismen zur Vorbeugung weiterer Zivilisationskrankheiten genutzt werden kann - dabei zeichnen sich insbesondere beim Diabetes mögliche Erfolge ab. Zuckerkranke neigen zu einer Minderdurchblutung an Händen und Füßen, die besonders verletzungsanfällig sind. Die schlechte Wundheilung wird von den Betroffenen besonders gefürchtet, da sie leider bis zur Amputation führen kann.

Bessere Durchblutung durch Gefäßtraining

Hier könnten kurze, gezielte thermische Reize die gefährdeten Gefäße über die aktivierenden Pumpbewegungen trainieren und die Durchblutungssituation verbessern. Unter besonders sorgfältiger ärztlicher Beobachtung ist in diesem Zusammenhang sicher noch viel Positives zu entdecken.

In westlichen Ländern leiden heute bis zu 70 Prozent der Menschen unter einer meist nicht erkannten Insulinresistenz, also der Vorstufe von Diabetes. Die Ursachen dafür liegen auf der Hand: Zu hochkalorische Ernährung, zu viel raffinierter Zucker, zu viele Weißmehlprodukte und Transfette aus industriell gefertigter Nahrung, zu wenig Bewegung.

Blutzuckerspiegel sinkt

Mit ausgewogener Ernährung und Kälteexpositionen können wir einen Weg aus der Misere finden: Wie bereits beschrieben, sorgt die Kälte für eine vermehrte Produktion von braunem, aktivem Fettgewebe, was letztlich über die stark angekurbelte Arbeit der Zellkraftwerke (Mitochondrien) zum Verbrennen von Glukose und freien Fettsäuren führt - der Blutzuckerspiegel sinkt.

Aber Achtung: Die Kälte-Medizin ist eine passive Anwendung, wir müssen - wie schon in vorangegangenen Kapiteln betont - auch unseren Eigenbeitrag zu unserem Heilwerden leisten.

Eine eingeschränkte (gesunde) Nahrungszufuhr oder kurzzeitiges Fasten bleiben in Verbindung mit frostigen Temperaturen die Voraussetzung dafür, dass wir den Diabetes kurz- und langfristig in den Griff bekommen können. „Isst der Patient nach der Fastenkur wieder“, schreibt beispielsweise Naturheilarzt Andreas Michalsen, „kommt der Zucker dank neu gebildeter Rezeptoren leichter in die Zellen - und der Körper braucht weniger Insulin. Kälte ist ein zusätzlicher Reiz, der die Sensitivität für Insulin steigert.“

Übrigens: Bei diesem Blutzucker-Regulierungsprozess spielt das uns schon bekannte Super-Hormon Adiponektin offensichtlich ebenfalls eine wesentliche Rolle. Menschen mit Insulinresistenz besitzen viel weniger von diesem Hormon als gesunde. Da die Kälte das Hormon im Körper um bis zu 70 Prozent (!) steigern kann, sind positive Effekte auf den Blutzuckerspiegel zu erwarten. Bei Ratten konnte bereits nachgewiesen werden, dass ein höherer Adiponektin-Spiegel die Aufnahme von Glukose im peripheren Gewebe erhöht.

Erektionsstörungen: Mikrozirkulation wird angeregt

Neue klinische Beobachtungen zeigen, dass Kälte-Anwendungen einen positiven Effekt bei Erektionsstörungen haben. Durchaus nachvollziehbar, weil durch die Verengung und anschließende Weitung der Gefäße vor allem auch im Beckenbereich eine verbesserte Durchblutung eintritt.

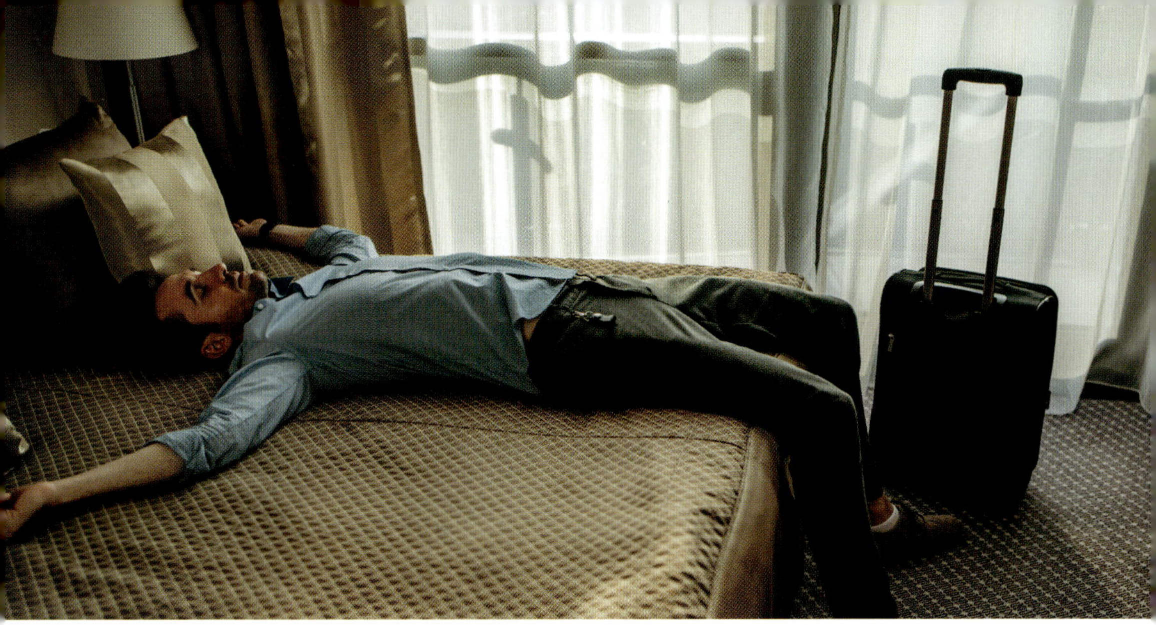

Macht Müde wieder munter: Bei einem Jetlag hilft der Gang in die Kältekammer

Erektionsstörungen gelten als ein Frühindikator für Herz-Kreislauf-Probleme, die dann häufig drei bis fünf Jahre später auftreten. Vorläufer sind meist Störungen der Mikrozirkulation, über die in vorangegangenen Kapiteln bereits ausführlich berichtet wurde.

Negativer Stress, schlechte Ernährung, Bewegungsmangel und Umweltgifte gelten als die hauptsächlichen Auslöser. Neben notwendigen Veränderungen des Lebensstils steht bei den Potenzproblemen daher die Ankurbelung der Mikrozirkulation und die damit einhergehende bessere Blutversorgung des Körpers mittels eines Gefäßtrainings im Vordergrund.

Jetlag: Die Kälte, die Flügel verleiht

Jeder, der schon einmal einen längeren Flug hinter sich gebracht hat und gerädert die Gangway hinuntergegangen ist, kennt die unangenehmen Folgen: bleierne Müdigkeit, ein streikender Magen, Reizbarkeit und schlimme Schlafstörungen. Die Reaktionen der Menschen sind sehr individuell - manche stecken den Jetlag rasch weg, andere leiden tage- oder sogar wochenlang unter der Störung des biologischen Rhythmus aufgrund der mit weiten Flugreisen verbundenen Zeitunterschiede.

„In unserem Job wird uns stetig viel abverlangt. Heute in den USA, morgen in Frankfurt am Main, übermorgen in Fernost, da bleibt auch bei uns, trotz vieler Tricks, der Jetlag nicht aus.

Die wenigen Minuten in der Ganzkörper-Kältekammer bei -110 Grad sind das bisher Effektivste, was ich zur Bekämpfung von Übermüdung und Stress erleben durfte.

Wir vom fliegenden Personal kommen leichter wieder in unseren natürlichen Schlafrhythmus und starten erholt in die nächste Schicht."

Carsten J., Flugkapitän

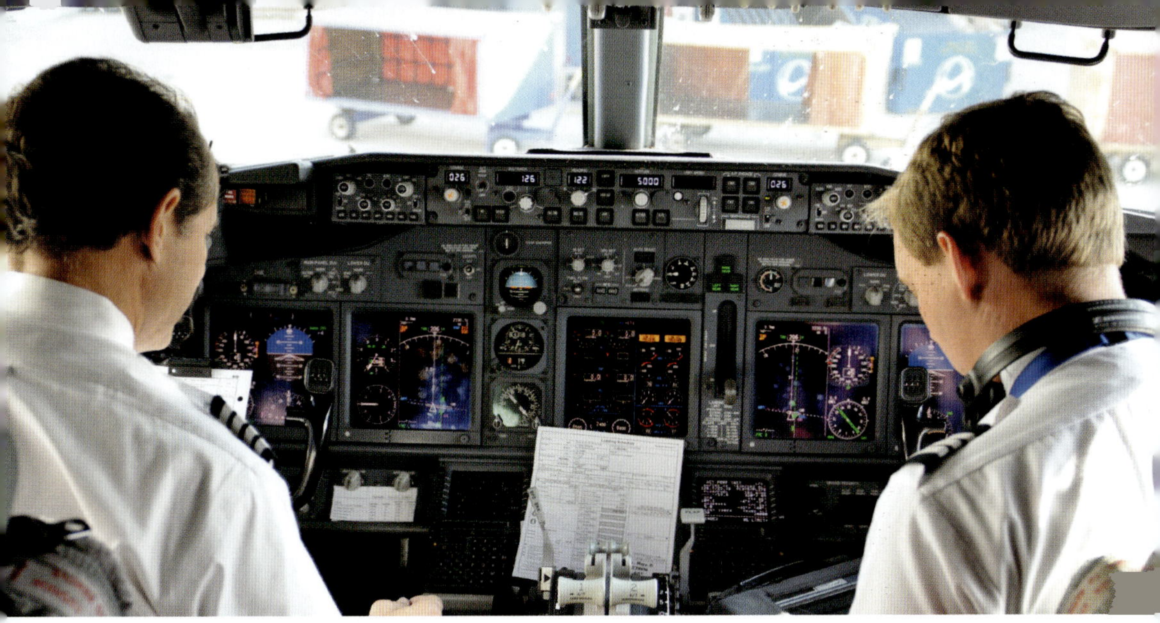

Erholt in die nächste Schicht: Flugkapitäne schwören auf extreme Minus-Temperaturen

Dass der erfrischende Besuch in einer Ganzkörper-Kältekammer hier schnelle Linderung bringen kann, belegen Darstellungen von Vielfliegern wie Piloten, Flugpersonal oder Topmanagern. Als ein Beispiel mag hier der Bericht eines Piloten einer großen deutschen Airline gelten. Carsten J., Flugkapitän aus Bad Homburg, gibt in einem Kölner Gesundheitsressort folgenden Einblick in seinen Alltag:

„In unserem Job wird uns stetig viel abverlangt. Heute in den USA, morgen in Frankfurt am Main, übermorgen in Fernost, da bleibt auch bei uns, trotz vieler Tricks, der Jetlag nicht aus. Die wenigen Minuten in der Ganzkörper-Kältekammer bei -110 Grad sind das bisher Effektivste, was ich zur Bekämpfung von Übermüdung und Stress erleben durfte. Wir vom fliegenden Personal kommen leichter wieder in unseren natürlichen Schlafrhythmus und starten erholt in die nächste Schicht."

Warum sollten die Ganzkörper-Kältekammern also nicht zur ständigen Einrichtung an den internationalen Flughäfen werden, für Flugpersonal und für Passagiere? Als leichter Zugriff auf die Kälte, die auch nach dem Flug noch Flügel verleiht.

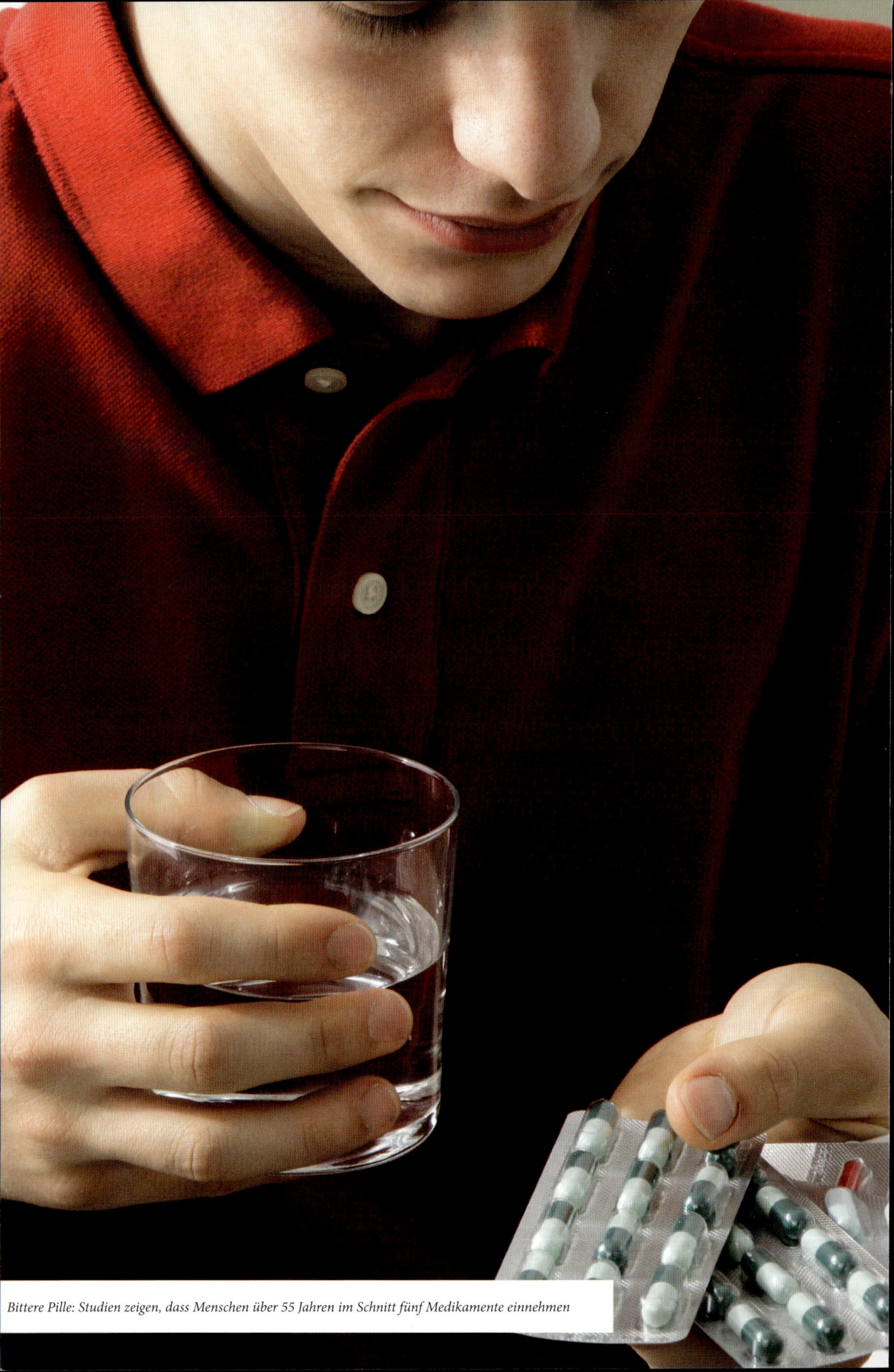

Bittere Pille: Studien zeigen, dass Menschen über 55 Jahren im Schnitt fünf Medikamente einnehmen

10. KAPITEL

Aktuelle Studie: 60 Prozent weniger Schmerzmittelbedarf

Das Ziel der Ganzkörper Kälte-Medizin ist neben einer deutlichen Reduktion von Schmerzen und Entzündungen, sowie einer schnellen Leistungssteigerung und Regeneration vor allem auch ein geringerer Verbrauch von Medikamenten. So leiden allein in Österreich beispielsweise rund 1,7 Millionen Menschen an chronischen Schmerzen, die sie mit Medikamenten bekämpfen.

Eine der wichtigsten Säulen in der Therapie sind dabei die nicht steroidalen Antirheumatika (NSAR) sowie so genannte selektive COX-2-Hemmer.

Diese entzündungshemmenden Arzneistoffe haben freilich den Nachteil, dass sie bei Langzeittherapien zum Teil schwere Nebenwirkungen wie eine starke Gewichtszunahme, erhöhten Blutdruck oder gestiegene Blutzuckerwerte zeigen. Der Einsatz dieser Medikamente ist daher gut abzuwägen.

„Tiefenkälte-Effekt hält zumindest drei Monate an“

In einer laufenden Studie in der Kältekammer des Vivea Gesundheitshotels im Kurort Bad Vöslau konnte jetzt ein Forscherteam um Univ.-Prof. Dr. Wolfgang Marktl an 20 Patienten belegen, dass mithilfe einer Ganzkörper-Kältekammertherapie der Schmerzmittelbedarf um mindestens 60 Prozent gesenkt werden kann.

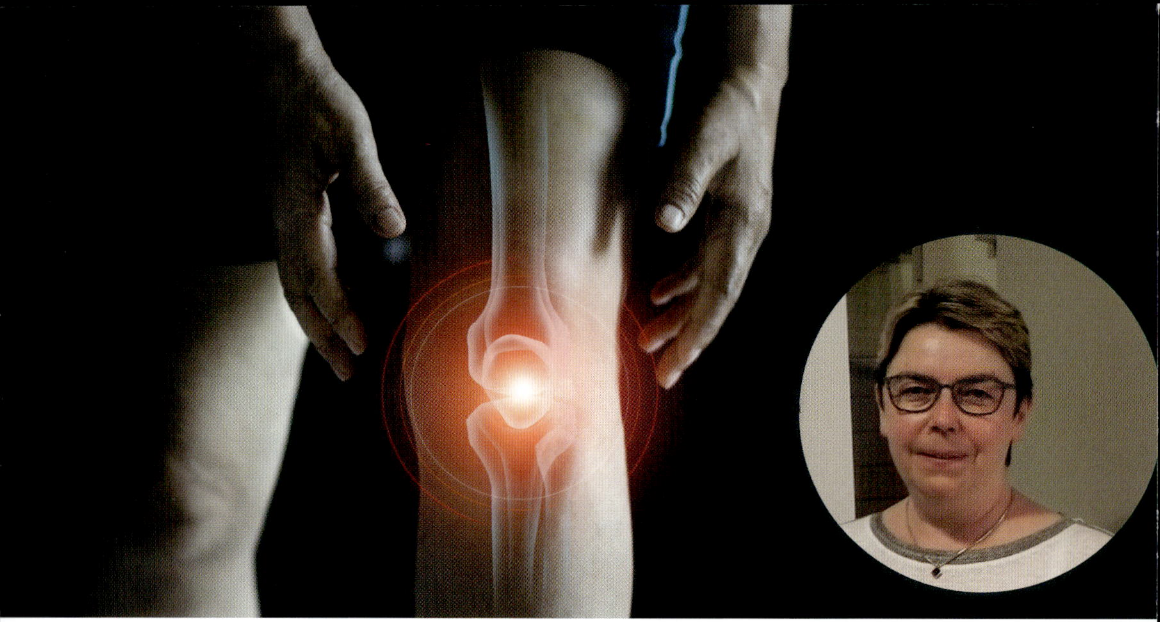

DDr.Sonja Kickmaier: „Weniger Schmerzmittel und sinkende Krankenstandstage durch Kälteanwendungen“

„Dabei wurden die Kältekammergänge als Zusatztherapie angewandt mit durchschnittlich 15 Anwendungen, mindestens aber sechs Gängen innerhalb von 21 Tagen“, erklärt die wissenschaftliche Leiterin der Studie, DDr. Sonja Kickmaier. Bei der laufenden Nachbeobachtung habe sich gezeigt, dass der gesundheitsfördernde Effekt zumindest drei Monate anhalte.

So kann die Zahl der Krankenstandstage sinken

Ebenfalls bewertet wurde das Ausmaß der Beeinträchtigung im Alltag durch Schmerzen. „Dabei zeigt sich“, so Kickmaier, „dass Schmerzpatienten im Schnitt an 9,25 von 14 Tagen im Alltag beeinträchtigt sind und dies auch ein Grund für eine gesundheitspolitisch durchaus bedeutsame Zahl an Krankenstandstagen ist.

Drei Monate nach Ende der Ganzkörper-Kälteanwendung gaben die Patienten hingegen an, nur noch an einem von 14 Tagen beeinträchtigt zu sein.“

„Der Besuch der Kältekammer führt zur Entspannung und erzeugt ein allgemeines Wohlgefühl. Nach einigen Gängen wird auch das Schlafverhalten deutlich besser“

Zudem konnte nach Angaben von Kickmaier bei Messungen der Herzratenvariabilität der Patienten eine stressvermindernde Wirkung belegt werden. „Der Besuch der Kältekammer führt zur Entspannung und erzeugt ein allgemeines Wohlgefühl. Nach einigen Gängen wird auch das Schlafverhalten deutlich besser“, betont die Studienleiterin.

Auch Prim. Dr. Harald Wimmer, langjähriger Leiter der internen Abteilung eines großen Krankenhauses in Österreich bestätigt: „Kälte als Therapeuticum ist schon sehr lange bekannt in der Schmerztherapie. In der positiven Beeinflussung und Stärkung des Immunsystems sehe ich große Vorteile auch um Medikamente einzusparen.

Mit den modernen Ganzkörper-Kältekabinen -110° steht der Medizin eine neue Gesundheitstechnologie wirksam und auch komfortabel zur Verfügung.“

Fallberichte aus der wissenschaftlichen Studie

Hier einige ausgesuchte Patientenberichte aus den Protokollen der aktuellen Kältekammer-Studie im Vivea Gesundheitshotel in Bad Vöslau:

Wechselbeschwerden und Depression gemildert

Eine 61-jährige weibliche Patientin gibt als Grund für den Aufenthalt Wechselbeschwerden an - besonders Hitzewallungen, Niedergeschlagenheit (Depression) und Schlafprobleme plagen sie. Bestehende Schmerzen unklarer Herkunft hat sie seit sieben Jahren. Die Schmerzskala beträgt zum Aufnahmezeitpunkt Grad 7 (Range 1-10). Eine tägliche Beeinträchtigung im Arbeits- und Privatleben hat sie an 14 von 14 Tagen. Die psychische Beeinträchtigung wird mit 80 Prozent angegeben. Sie nimmt keine Medikamente.

Die Patientin besucht die Kältekammer zwei Mal am Tag, insgesamt hat sie zehn Anwendungen. Danach gibt sie nur noch Schmerzen Grad 2 auf der Schmerzskala an.

Nach drei Monaten berichtet die Patientin lediglich von einer Beeinträchtigung an vier von 14 Tagen im Berufs- und Privatleben. Medikation weiterhin keine.

Morbus Bechterew und Arthritis abgeschwächt

Eine 51-jährige Patientin leidet an Morbus Bechterew und einer rheumatoiden Arthritis an beiden Händen und Füssen. Bestehende starke Schmerzen seit Diagnosestellung vor fünf Jahren. Die Schmerzskala zeigt zum Aufnahmezeitpunkt Grad 9 und eine tägliche Beeinträchtigung im Alltag an 13 von 14 Tagen.

Die psychische Beeinträchtigung wird mit 80 Prozent angegeben.

Die Patientin besucht die Kältekammer zwei Mal pro Tag an

jeweils drei Tagen in der Woche (insgesamt 16 Anwendungen). Als zusätzliche Therapien werden Ultraschall, Rotlicht, drei Massagen, diverse Gymnastik, Schwimmen und zwei Einzelphysiotherapien verordnet.

Danach gibt sie lediglich Schmerzen Grad 2 auf der Schmerzskala an.

Nach drei Monaten zeigt die Frau nur noch eine Beeinträchtigung an drei bis vier von 14 Tagen im Berufs- und Privatleben.

Fibromyalgie und Asthma vergehen

Eine 54-jährige Patientin leidet unter Schmerzen im Bereich der Halswirbelsäule, sowie unter Fibromyalgie-Beschwerden und Asthma. Die Schmerzen hat sie seit zwölf Jahren. Die Schmerzskala liegt zum Aufnahmezeitpunkt bei Grad 6. Die Beeinträchtigung im Alltagsleben ist an zirka vier von 14 Tagen gegeben.

Die psychische Beeinträchtigung wird mit 30 bis 60 Prozent - wetterabhängig - angegeben.

Medikamente: Asthmaspray und Schmerzmittel bei Bedarf.

Die Patientin besucht die Kältekammer ein bis zwei Mal pro Tag an jeweils drei Tagen in der Woche (insgesamt zehn Anwendungen).

Als zusätzliche Therapien wurden Heilgymnastik, Galvano, Hydrojet, Iontophorese, Ultraschall, Rotlicht sowie Nordic Walking verordnet.

Danach gibt die Patientin nur noch Schmerzen Grad 2 auf der Schmerzskala an.

Drei Monate später zeigt sie nur noch eine Beeinträchtigung an null von 14 Tagen im Alltagsleben - mit einer psychischen Beeinträchtigung von null Prozent. Die Medikation wurde nicht verändert.

Keine Kortison-Injektionen mehr

Der 79-jährige Patient, Rentner, hat eine Gelenksentzündung in den Schultern; er leidet unter Diabetes Typ II und Bluthochdruck. Die Schmerzen in den Schultergelenken belasten ihn seit rund zwölf Jahren. Sie können bislang nur mit Kortison-Injektionen gebessert werden - die Schmerzskala liegt zum Aufnahmezeitpunkt bei Grad 6.

Der Rentner besucht die Kältekammer zwei Mal pro Woche, insgesamt 36 Mal während des Kuraufenthalts. Als Zusatztherapie wählt der Patient eine Schulter- und Wirbelsäulengymnastik.

Danach gibt er Schmerzen Grad null auf der Schmerzskala an.

Nach drei Monaten verspürt der Patient eigenen Angaben zufolge keine Beeinträchtigung im Privatleben mehr, ebenso keine psychische Belastung.

Keine Medikation oral, sowie keine Kortison-Injektionen mehr.

Chronische Schmerzen reduziert

Eine 66-jährige Patientin hat aufgrund einer Fibromyalgie starke Schmerzen im gesamten Wirbelsäulenbereich, in den Finger- und Zehengrundgelenken, im Knie und sie leidet unter einem Fersensporn. Erste Diagnosestellung bereits vor 15 Jahren - Schmerzskala zum Aufnahmezeitpunkt Grad 8.

Die Frau gibt eine tägliche Beeinträchtigung im Alltag an drei von 14 Tagen an; die Schmerzen treten in Schüben auf.

Die psychische Beeinträchtigung wird mit 50 Prozent angegeben.

Medikamente: Der übermäßige Gebrauch von nicht steroidalen Antirheumatika (NSAR) führte bei der Frau zu Nierenproblemen. Sie nimmt täglich Concor plus 2,5 mg, Thrombo Ass 100 mg.

Die Patientin besucht die Kältekammer ein Mal täglich über drei Wochen (insgesamt 15 Anwendungen). Als zusätzliche Therapien wurden Ultraschall, Rotlicht, Heilmassagen, Fußreflexmassage und Lymphdrainagen verordnet.

Danach gibt die Patientin bei bestehender Fibromyalgie Grad null auf der Schmerzskala an und lediglich Schmerzen Grad 2 bis 3 für den Fersensporn.

Nach drei Monaten hat die Patientin keine Beeinträchtigung im Privatleben mehr und sie gibt keine psychischen Beeinträchtigung an.

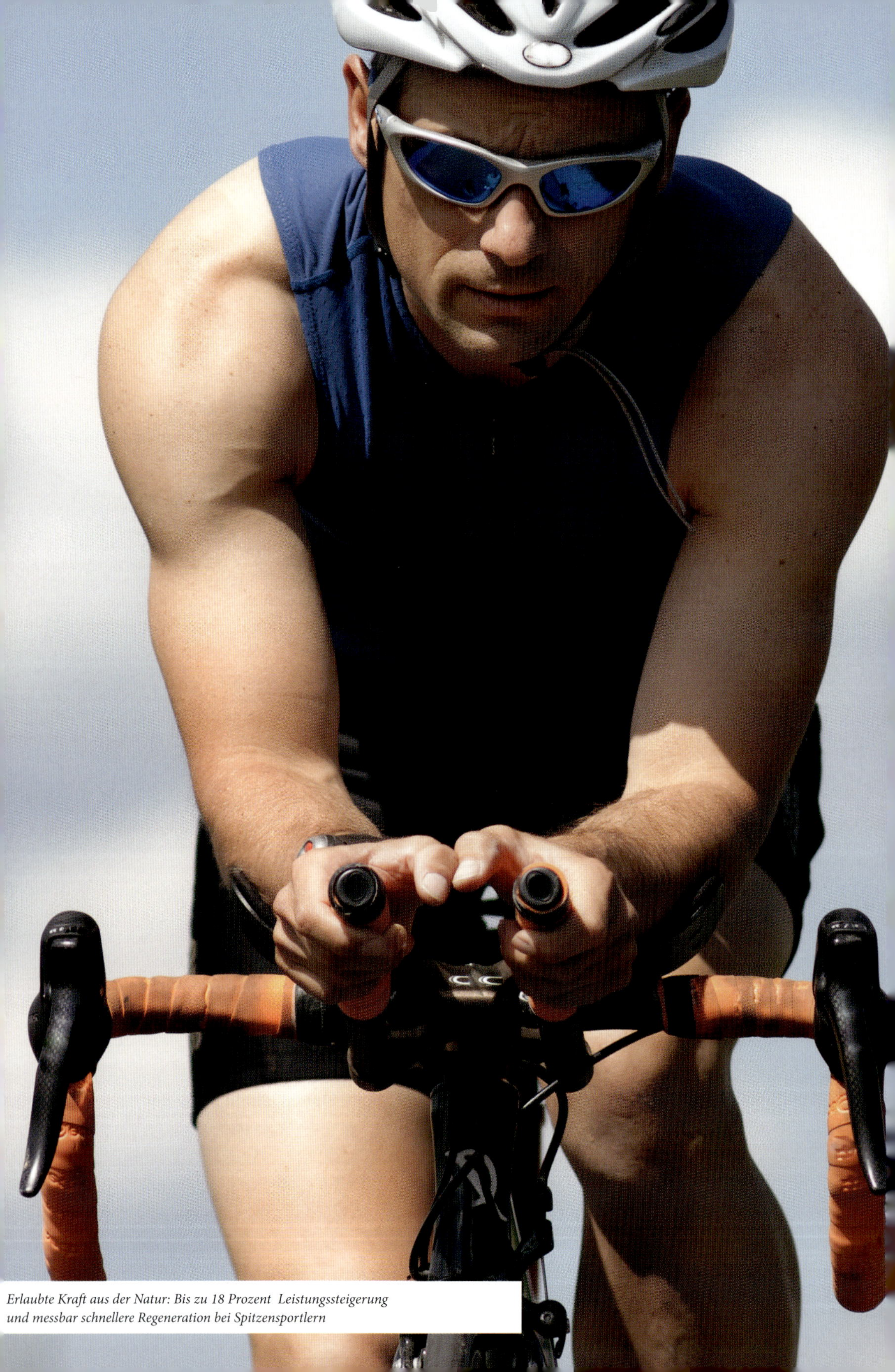

Erlaubte Kraft aus der Natur: Bis zu 18 Prozent Leistungssteigerung und messbar schnellere Regeneration bei Spitzensportlern

11. KAPITEL

Kälte im Sport: Schnelle Regeneration und 18% Leistungssteigerung

Die Trendsetter sind rasch ausgemacht: Leidenschaftliche Frierer wie der deutsche Fußball-Teamtorwart Manuel Neuer, die Kicker-Lichtgestalt Cristiano Ronaldo von Juventus Turin oder Alt-Star Frank Ribery halten sich mit Vorliebe in Ganzkörper-Kältekammern auf - und sie schwärmen offen vom frostigen Glücksrausch, der für eine schnellere Wiederherstellung nach Verletzungen, messbare Leistungssteigerungen, aber auch für einen kräftigen mentalen Stimulus für die Leistungsbereitschaft sorgen soll.

Stars Neuer und Ronaldo frieren für die Fitness

Für Neuer ist der Kälteschock ein wichtiger Teil jeder Rehabilitation, um seine immer wieder einmal auftretenden „muskulären Blessuren zu bekämpfen", Ronaldo hat sich zu Hause eine eigene Kältekammer installieren lassen und bibbert dort angeblich dreimal täglich für straffere Muskeln und mehr Ausdauer.

Der ohnehin schon trendige und coole „CR7", wie er von seinen Fans gerne wegen seiner Trikotrückennummer genannt wird, will es also noch cooler, und er hat ebenso wie Ribery vor, „dem Alter und seinen Auswirkungen ein Schnippchen" zu schlagen, wie er entspannt sagt.

Unglaubliche Popularität

Es sind bis in die letzte Faser durchtrainierte Leistungssportler, die als Vorbilder für Millionen Fans den Kälte-Trend mithilfe der Medien angeheizt und ihm so zu einer unglaublichen Popularität verholfen haben. Schon bei der Fußball-Weltmeisterschaft 2014 im heißen Brasilien hatte die deutsche Mannschaft in diesem Zusammenhang für positive Schlagzeilen gesorgt und damit einen ordentlichen Kältehype ausgelöst - als sich die Teamspieler nämlich nach schweißtreibenden Spielen nur mit Unterhose bekleidet zur Blitzregeneration bis zum Hals in Eistonnen legten.

Die Bilder gingen um die Welt. Legendär der Satz von Verteidiger Per Mertesacker nach einer anstrengenden Begegnung gegen Algerien: „Ich lege mich jetzt erst mal drei Tage in die Eistonne." Geholfen hat es offensichtlich - die Mannschaft holte sich schließlich den WM-Titel.

Internationale Spitzenklubs aus allen Sportarten setzen inzwischen längst auf eine professionelle Kryotherapie. Es ist das wichtigste Kriterium im Leistungssport: Angeschlagene, müde Spieler eilig wieder fit zu bekommen.

Ob Bayern München, Bayer Leverkusen, Real Madrid, Porto oder Chelsea London - sie alle haben deshalb eigene Kältekammern auf ihrem Trainingsgelände einbauen lassen. Die prestigeträchtigen Klubs wollen ihre meist sündteuren Spieler nach Verletzungen, intensiven Trainingseinheiten oder vielen Kräfte raubenden Bewerbsspielen für eine optimale Leistung rasch wieder zurück auf das Feld bringen. Das Investment soll sich schließlich lohnen...

Kältekammer im Olympia-Zentrum

Auch das „Olympische und Paralympische Zentrum für Deutschland" im brandenburgischen Kienbaum hat eine Kältekammer in Betrieb genommen. Im Trainingszentrum nahe Berlin regenerieren und trainieren Topathleten aller Couleur. „Wenn Leistungssportler 14

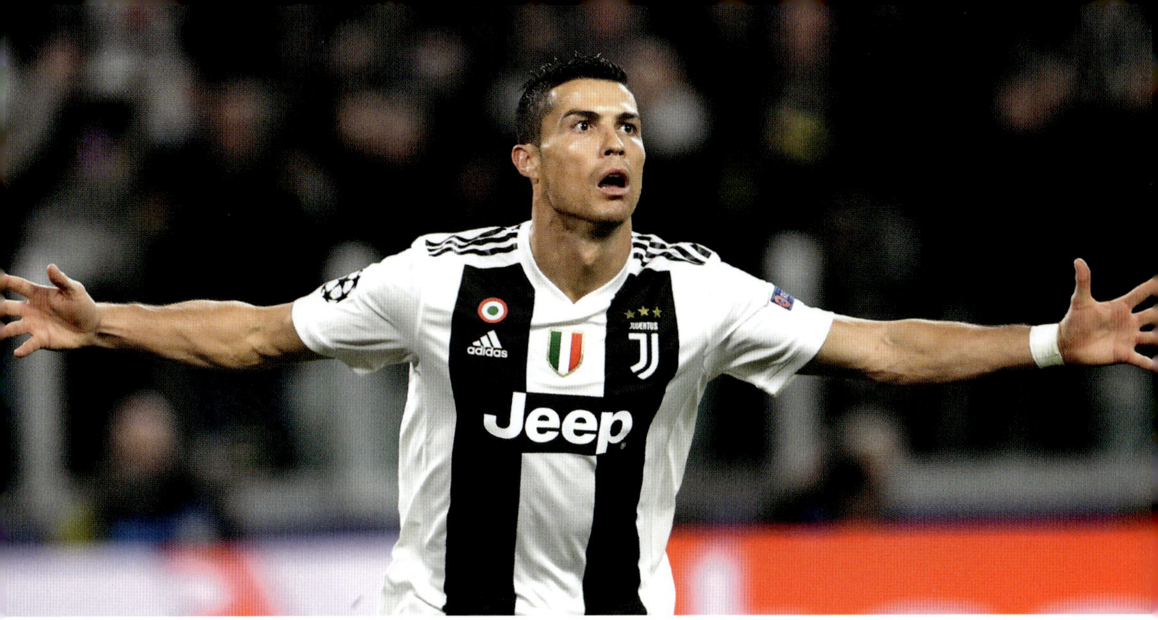

Friert täglich für straffere Muskeln und mehr Ausdauer: Fußball-Star Cristiano Ronaldo
Foto: GEPA pictures

Tage bei uns verbringen, dann nutzen sie die Kammer in dieser Zeit durchschnittlich vier- bis fünfmal", sagt Kienbaum-Geschäftsführer Klaus-Peter Nowack.

Positive Effekte wissenschaftlich belegt

Die Kälteanwendung macht eine schnellere Regeneration möglich, und das ist wissenschaftlich belegt. Die bessere Durchblutung der Muskelgruppen und der positive Effekt auf Gefäße und Venen etwa lindert Bänderblessuren und Blutergüsse, vermindert Muskelkater, hemmt Entzündungen, reduziert Schmerzen bei Prellungen, Ekzemen oder rheumatischen Beschwerden, nimmt die Müdigkeit oder steigert die Schnellkraft.

Dabei wird nicht nur der Bereich der Verletzung positiv beeinflusst, der ganze Körper profitiert, was bei einer lokalen Behandlung nicht gegeben ist.

Intensiveres Training möglich

Die verstärkte Blutzirkulation führt zu einem gesteigerten Transport von sauerstoffreichem Blut sowie Nährstoffen, Immunzellen und Hormonen in die Muskeln und das Bindegewebe. Gleichzeitig werden Abfallstoffe aus dem aktivierten Stoffwechsel leichter abtransportiert.

„Nach Belastungen kann die Kältekammer die Regenerationszeit signifikant verkürzen, so dass die nächstfolgende Intensiveinheit früher wieder einsetzen kann", betont Helmut Hoffmann, Leiter des angesehenen Donaustaufer Instituts für Rehabilitative Leistungsdiagnostik. Dadurch könne letztlich mehr und intensiver trainiert werden, ohne dass sich die Gefahr erhöhe, in ein Übertraining abzugleiten. Zudem würden sich bei einem starken Kälte-Impuls vor dem Wettkampf „sowohl das Schnellkraft- als auch das Ausdauervermögen signifikant verbessern".

Selbst für Sportler mit degenerativ vorgeschädigten Gelenken komme die schmerzlindernde Wirkung nach regelmäßigen Kältekammer-Anwendungen zum Tragen.

Die betroffenen Athleten könnten ihre Leistungsfähigkeit zu 100 Prozent abrufen und würden diesen leistungssteigernden Effekt sehr schätzen.

Auch ehemalige Sportstars profitieren von der Extremkälte, die entscheidend dazu beiträgt, den Körper auch lange nach der Karriere gesund und fit zu halten. So ist Franz Klammer, der österreichische Ski-Abfahrts-Olympiasieger von 1976, seit langem ein begeisterter Frierer: „Die Kryotherapie von minus 110 Grad hilft mir bei Gelenk- und Muskelschmerzen sowie vor allem auch durch eine schnellere Regeneration beim Sport. Ich fühle mich danach unglaublich gut. Ein feines, freies und leichtes Gefühl."

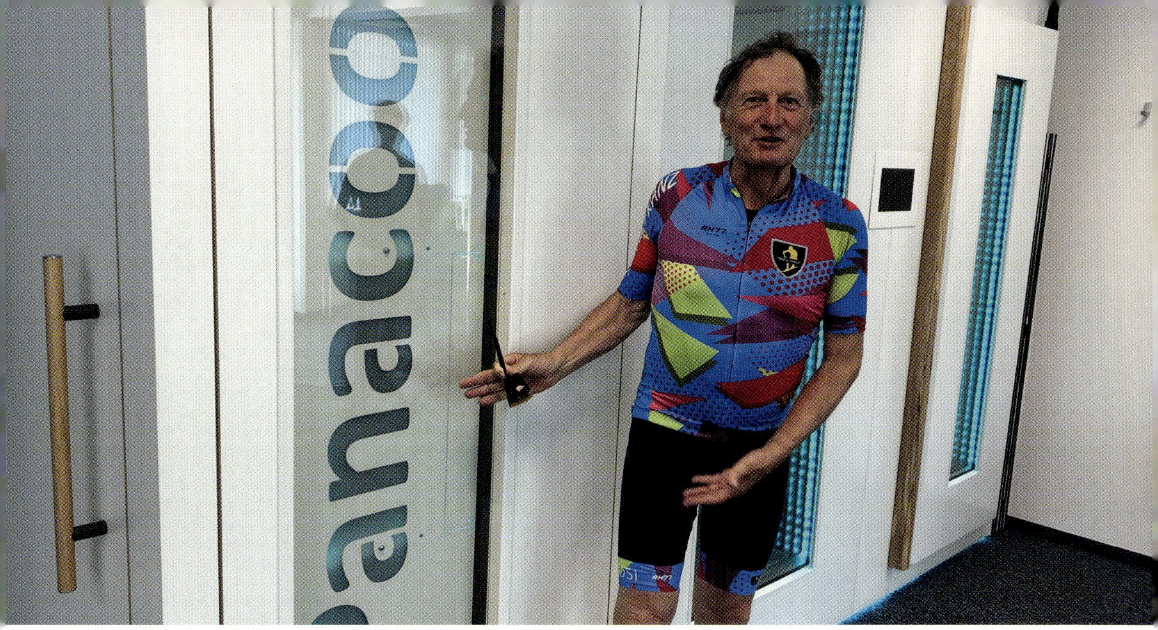

„Gelenk- und Muskelschmerzen vergehen schnell" -
Österreichs Sport-Idol Franz Klammer ist ein begeisterter Frierer

Studie belegt 18,6 % mehr Leistungssteigerung

„Die Kälte-Anwendung führt dazu, dass die Muskulatur schneller wird", sagt Dr. Uwe Lange, der Direktor der Abteilung Physikalische Medizin und Osteologie an der Bad Nauheimer Kerckhoff-Klinik. So würden Sportler, die vor einer Höchstleistung in die Kältekammer gingen, „schneller und spritziger". Und auch das Ausdauervermögen verbessert sich enorm.

Eine aussagekräftige Studie mit folgendem Fazit belegt dies eindrucksvoll:

„Eine Ganzkörperkälte -110°C von zwei Minuten und 20 Sekunden führt unmittelbar zu einer Reduzierung der Tympanaltemperatur von 0,4°C und der Hauttemperatur von 5,1°C. Im Anschluss an die Ganzkörperkälte -110°C werden Leistungsverbesserungen der Laufzeit von 18,6% erreicht (bei 95% der maximalen Laufgeschwindigkeit)."
Aus der Studie »Auswirkungen der Ganzkörperkälte -110°C auf die Herzfrequenz bei Ausdauerbelastungen und in Ruhe!"
Prof. Dr. Winfried Joch, Universität Münster, Dr. Sandra Ückert, Universität Dortmund

Ein bemerkenswertes Ergebnis, das die ganze Wucht der Methode zeigt. Eine höhere Belastung sowie eine kurz- als auch langfristige Leistungssteigerung ist aufgrund der Extremkälte folglich möglich.

Leistungssteigerung über „legales Doping“

Für gewöhnlich muss ein Hobbysportler rund drei Monate hart trainieren, um seine Leistung um etwa fünf Prozent anheben zu können. Ein Topathlet benötigt annähernd zwei Jahre für eine Steigerung um zwei Prozent.

Nach dem „Precooling“, also dem Kühlen vor einer Belastung, funktioniert die Steigerung der Leistung wegen der Gefäßverengung in den äußeren Hautschichten und der verstärkten Konzentration des Blutes im Körperzentrum wesentlich einfacher und rascher.

In der Leistungsdiagnostik zeigt sich meist ein höheres Leistungsniveau mit dem Absenken wichtiger Parameter wie dem Milchsäurewert (Laktat) und der Herzschlagfrequenz um fünf oder sogar mehr Schläge pro Minute. Der Körper kann als Folge circa zehn Prozent länger an der Schwelle zum anaeroben Zustand, also einem Sauerstoffmangel, belastet werden. Ein klarer Wettbewerbsvorteil für professionelle Minus-110-Grad-Frierer: „Legales Doping“ macht es möglich.

Eldorado für Topsportler

Als Eldorado für nach extremer Kälte suchende Spitzensportler aus aller Welt hat sich im letzten Jahrzehnt immer mehr das luxuriöse Gesundheitsresort DAS SIEBEN in Tirol etabliert. So bereitet sich im „Kompetenzzentrum Westösterreich für Ganzkörper Kälte-Medizin“ etwa der WBA-Boxweltmeister im Schwergewicht Manuel Charr auf seinen nächsten Titelverteidigungskampf vor. „Dank der regelmäßigen Kälteimpulse brauche ich jetzt viel weniger Pausen zwischen den harten Trainingseinheiten“, sagt Charr, „ich war konditionell noch nie so gut in Form.“

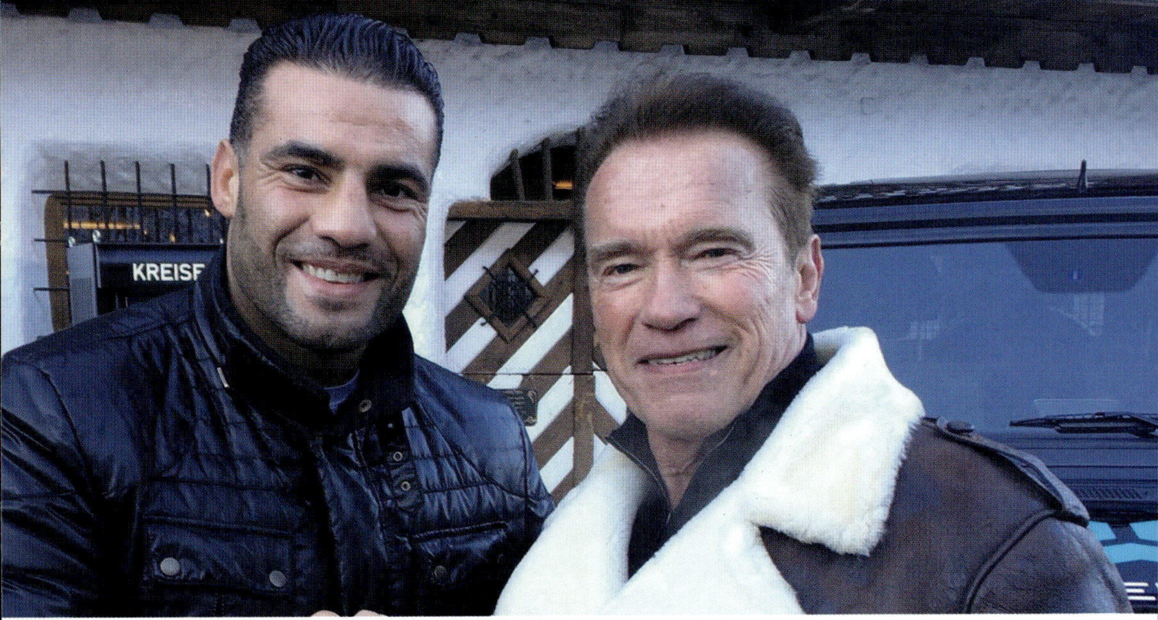

Box-Weltmeister Manuel Charr, hier mit Hollywood-Star Arnold Schwarzenegger, bereitet sich in der Kältekammer auf seinen nächsten Titelkampf vor

Die Spieler von Fußball-Bundesligisten wie Borussia Mönchengladbach, FC Augsburg oder dem Hamburger SV pilgern wegen angestrebter Leistungssteigerungen und schnellerer Regeneration nach Verletzungen und intensivem Training ebenso in die Kältekammer wie Top-Radfahrer, Leichtathleten und Ausdauersportler aller Coleur. Auch Polo-Spieler wie das deutsche Supertalent Patrick Maleitzke oder der frühere Vize-Europameister Philipp Sommer suchen im Tirolerischen immer wieder den Frischekick um ihr Spiel zu verbessern und gesundheitliche Herausforderungen rascher bewältigen zu können.

Polo-Vize-Europameister friert Müdigkeit weg

Weil er von den positiven Wirkungen der Kälte-Medizin so angetan ist, gewährte Sommer sogar offen Einblick in seinen „Patientenbericht“ aus einer Kältekammer-Studie im DAS SIEBEN, an der er teilgenommen hatte. Darin heißt es unter anderem:

„Hochleistungssportler Philipp Sommer, deutscher Polomeister 2020 und ehemaliger Vize-Europameister, klagt über zunehmende Müdigkeit und Energielosigkeit. Es kommt auch zu Verstimmungszuständen und vereinzelten Schlafstörungen. Auch leidet er in letzter Zeit zunehmend unter Doppelbelastung „Hochleistungssport und eigenes Unternehmen“.

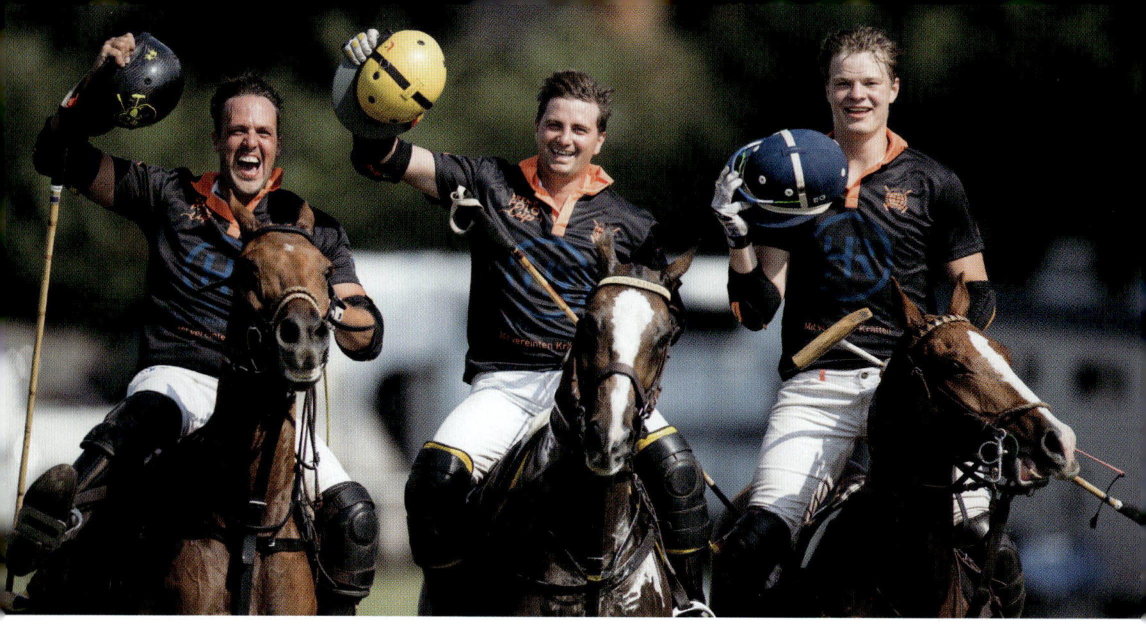

Gewinner im Polosport dank -110° Cryotherapie

Die Beeinträchtigung seiner physischen Belastungsfähigkeit gibt er mit etwa 70 Prozent an, die der psychischen Beeinträchtigung mit 40 Prozent. Er nimmt keine Medikamente. Aus Zeitgründen besucht er die Kältekammer nur vier Tage lang, zwei Mal täglich.

Nach der Behandlung gibt er die Beeinträchtigung der physischen Belastbarkeit mit fünf Prozent an, die Einschränkung der psychischen Belastbarkeit liegt nun bei null Prozent Nach sechs Monaten ohne Kälteanwendung sieht Sommer die Beeinträchtigung seiner physischen Belastbarkeit bei 40 Prozent, die der psychischen Belastbarkeit bei fünf Prozent. Medikamenteneinnahme: keine.

Nach erneutem Kältekammer-Besuch mit zwei Anwendungen täglich, diesmal über fünf Tage (insgesamt zehn Anwendungen) gibt Sommer die Beeinträchtigung der physischen und psychischen Belastbarkeit mit null Prozent an.

Auch gelingt es ihm seinen Angaben zufolge nach den Kältetherapien die Doppelbelastung „Hochleistungssport und eigenes Unternehmen“ wieder um 90 Prozent besser zu bewältigen. Philipp Sommer entschließt sich, künftig in sein Vorbereitungsprogramm für Wettkämpfe die Ganzkörper Kälte-Medizin mit zu integrieren“.

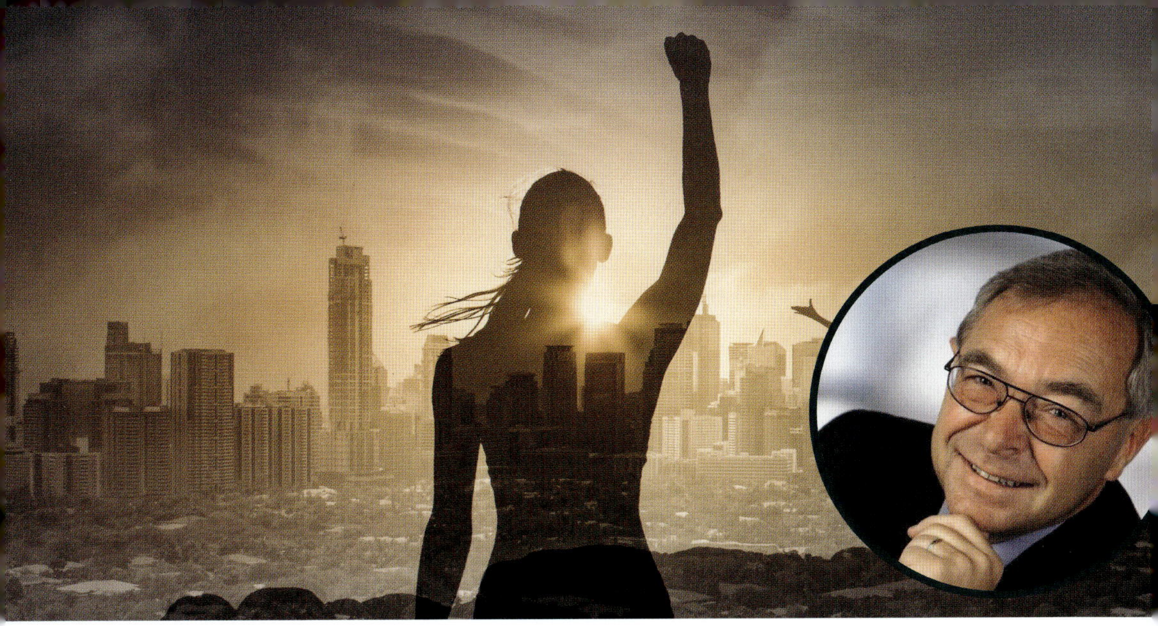

Dank -110° Kryotherapien: Wiedererlangen von mentaler Stärke

Der Sieg, der aus der Kälte kommt

Er gilt als eine international führende Kompetenz in der Sportmedizin. Norbert Bachl (Bild oben rechts) ist seit 1991 Univ. Prof. für Sport- und Leistungsphysiologie am Zentrum für Sportwissenschaften der Universität Wien. Von 1997 bis 2009 war er Präsident der Europäischen Gesellschaft für Sportmedizin und unter anderem langjähriges Mitglied der medizinischen Kommission des Internationalen Olympischen Komitees (IOC).

Als langjährig tätiger Sportmediziner hat er eine Vielzahl von Athletinnen und Athleten bei Olympischen Spielen, Welt und Europameisterschaften sowie nationalen Bewerben betreut. Im folgenden Beitrag schreibt Bachl über die positiven Effekte der Ganzkörper-Kältetherapie und warum sie nicht nur im Spitzensport längst zu einer Selbstverständlichkeit geworden und eine große Hoffnung der Medizin ist.

Schon vor Jahrzehnten hat sich eine lokale Kälteapplikation nach Verletzungen und Unfällen bestens bewährt. Wegen der zugrunde liegenden Wirkmechanismen wurde daher in den letzten Jahren die Anwendung von Kälte auch bei anderen Indikationen wie der Schmerztherapie, einer schnelleren Regeneration oder der Leistungsoptimierung eingesetzt.

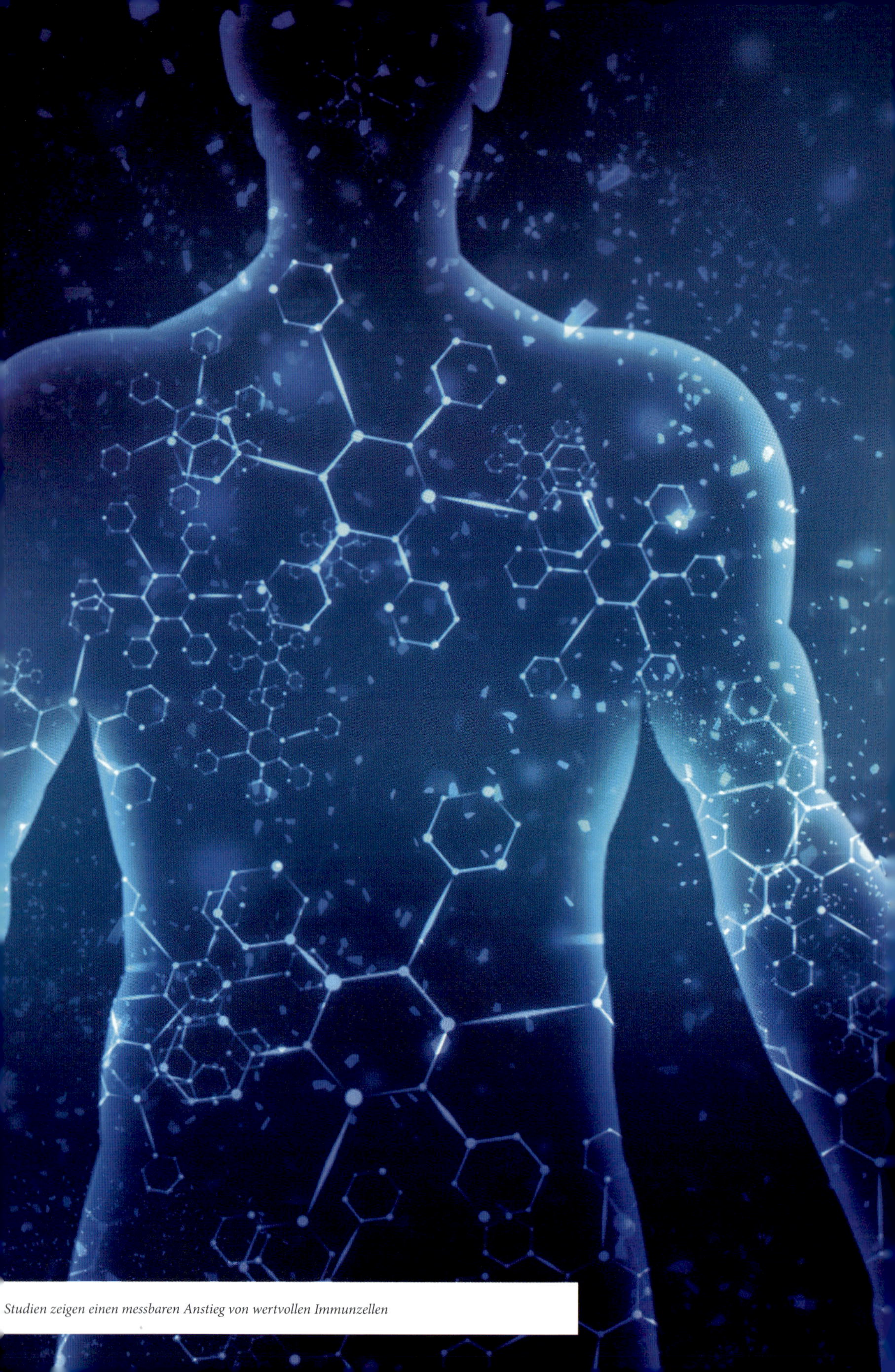

Studien zeigen einen messbaren Anstieg von wertvollen Immunzellen

Bessere Leistungsfähigkeit, mehr Immunzellen

In einer von mir betreuten Studie am Österreichischen Institut für Sportmedizin wurde beispielsweise eine Kryo-Kompressionshose bei Studenten nach mehreren intensiven Belastungen eingesetzt. Die Kältetherapie führte im Vergleich zu einer passiven Erholungsphase zu einer deutlichen Erhöhung der Leistungsfähigkeit bei gleichbleibender Herzfrequenz und einem stabilen Laktatspiegel.

Darüber hinaus konnte ein Anstieg der Zahl der Immunzellen gemessen werden, welche deutlich auf eine Aktivierung des Immunsystems hinweist. Kälte kann also einer Schwächung unserer Körperabwehr effektiv entgegenwirken.

„Precooling" direkt vor dem Wettkampf

Kälteanzüge und der Aufenthalt in einer -110 Grad Kältekammer sind heute aus der unmittelbaren Wettkampfvorbereitung kaum noch wegzudenken – dieses so genannte „Precooling" steigert die Durchblutung der Muskulatur und vermindert die Schweißproduktion bei gleichzeitiger Absenkung der Temperatur der Hautoberfläche. Das Herz-Kreislaufsystem kann so überprüfbar mehr Leistung bringen.

Nach Wettkampf oder hartem Training eingesetzt, sorgt die Extremkälte zudem für einen rascheren Abtransport der Endprodukte des Stoffwechsels und sie steigert auch die Regenerationsfähigkeit enorm. Bei einer Langzeitanwendung kommt es zu einem stetig ansteigenden so genannten „Superkompensationseffekt", das heißt: Der Körper stellt nach einer starken Belastung nicht nur die Bereitschaft zur Erbringung des gleichen Leistungsniveaus wieder her, sondern er steigert in der Erholungsphase seine Leistungsfähigkeit über das ursprüngliche Niveau hinaus.

Kein Wunder also, dass immer mehr Sportvereine und sogar Olympiastützpunkte eine Kryokammer auf ihrem Trainingsgelände installiert haben. Das Motto lautet unisono: „Der Sieg kommt aus der Kälte".

Unglaubliche Effekte

Die vielfältigen, zum Teil fast unglaublich klingenden Effekte der Kältetherapie beruhen darauf, dass im Organismus komplexe Regelmechanismen in Gang gesetzt werden. Diese betreffen diverse Blutparameter, vor allem Immunzellen, Entzündungsmarker, Parameter des Knochenstoffwechsels, des Energiestoffwechsels, der Muskulatur und andere Strukturen des passiven Bewegungsapparates sowie das Hormonsystem.

Bezogen auf die Sporttreibenden bedeutet dies eine Optimierung der Funktion, also des Zusammenspiels von Gelenken und der Muskulatur sowie allen anderen bindegewebigen Strukturen. Dies dient präventiv wie regenerativ der Gesundheitserhaltung der Gelenke und der Verbesserung des individuellen Leistungsspektrums.

Gerade im Sport ist es wesentlich, dass nach hochintensiven Belastungen oder auch Verletzungen die muskuläre Regeneration verbessert werden kann, da so lokale entzündliche Reaktionen vermindert werden. Daraus resultiert eine Abnahme von Schmerzempfindungen und damit auch ein erhöhtes lokales und generelles Wohlbefinden.

Wichtige passive physikalische Therapie

Eine schnelle Wiederherstellung der Fitness nach einem anstrengenden Wettkampf, einer Verletzung oder nach einer Rehabilitation ist heutzutage der wohl wichtigste Faktor im Leistungssport. Sportler sollen schließlich so rasch wie möglich wieder Topleistungen auf dem Platz bringen.

So ist im Leistungs- und Hochleistungssport die Ganzkörper-Kryotherapie längst zu einer Selbstverständlichkeit geworden.

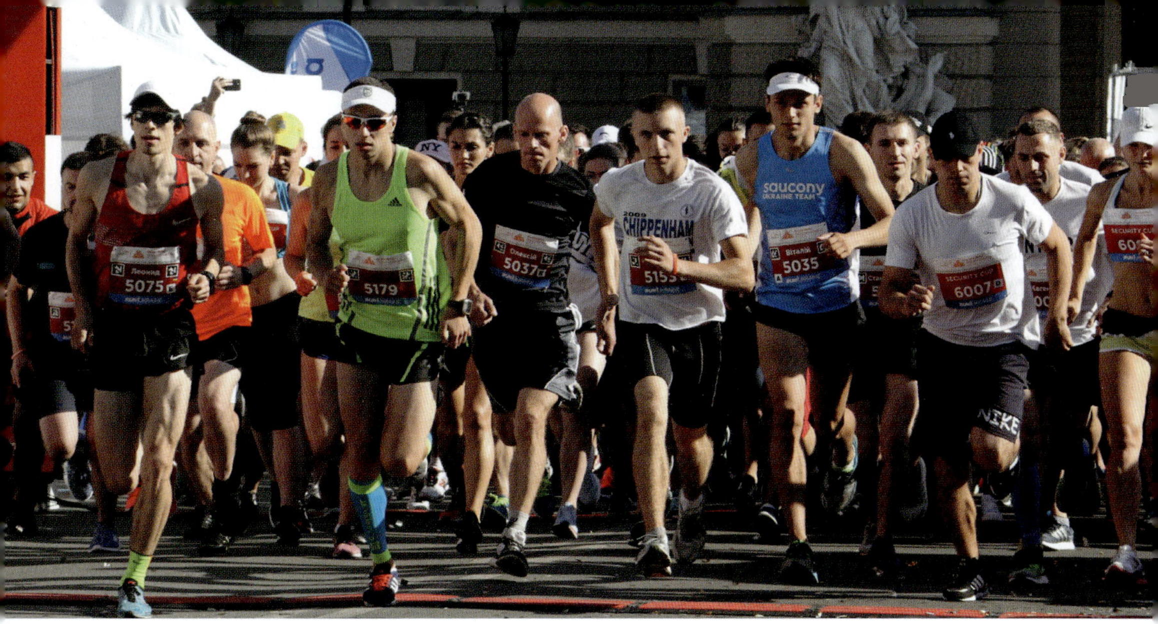

Auch immer mehr Breiten- und Hobbysportler entdecken „den Sieg aus der Kälte"

Kälteanwendungen gelten inzwischen als eine wichtige passive physikalische Therapieform in der Sportmedizin.

Die Extremkälte wirkt belebend auf die Muskeldurchblutung und die Muskelaktionen, sie hat einen positiven Effekt auf das Herz-Kreislaufsystem und kann das zentrale Aktivitätsniveau verändern und ausbalancieren. Kälte macht Sportler schneller, spritziger, psychisch ausgeglichener und oft sogar richtig euphorisch. Wenn Sporttreibende aus der Kryokammer kommen, höre ich immer wieder ähnliche Sätze wie „Ich habe ein unbeschreibliches Wohlgefühl und eine positive Stimmung – ideal, um körperlich aktiv zu sein" oder „Ich empfinde eine innere Ausgeglichenheit und einen optimalen Leistungswillen".

Mehr Beweglichkeit in Alltag und Freizeit

Diese Effekte wirken aber auch besonders bei Erkrankungen des rheumatischen Formenkreises, insbesondere bei rheumatischen Arthritiden und Spondylitiden, Entzündungen und Fibromyalgien. So können nicht nur im Breitensport die Voraussetzungen für das Training verbessert werden – auch bei Patienten ist eine länger dauernde Schmerzfreiheit und eine Reduktion der Therapie zu beobachten. Dies führt wiederum zu einer verbesserten Beweglichkeit

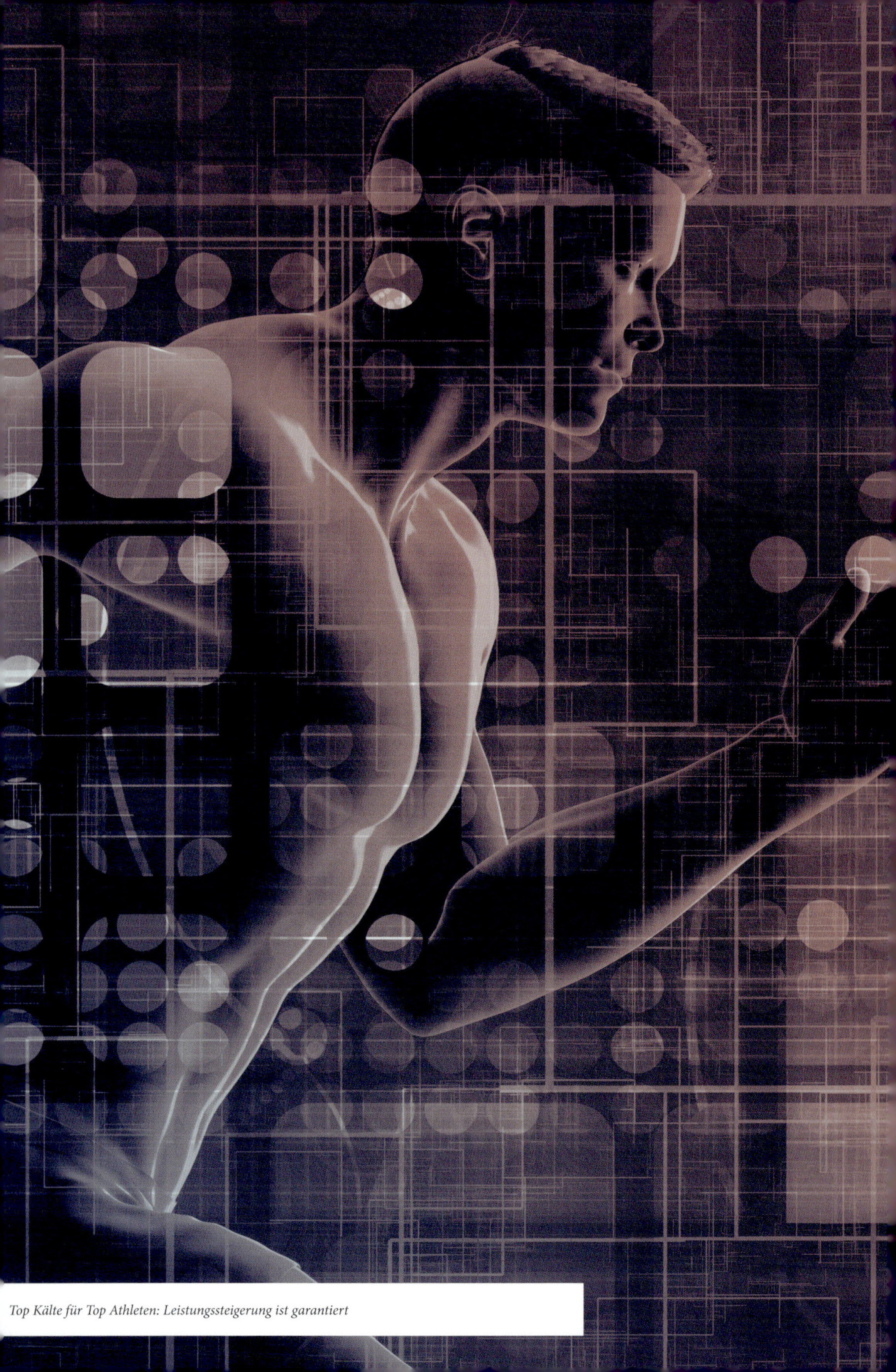

Top Kälte für Top Athleten: Leistungssteigerung ist garantiert

in Alltag und Freizeit! Die Extremkälte ist für alle, die an der Verbesserung ihrer psychischen und physischen Leistungsfähigkeit arbeiten wollen.

Als Sport- und Leistungsmedizinier liegt mir die Prävention besonders am Herzen, bei der die regelmäßige körperliche Aktivität eine ganz wesentliche Rolle spielt: „The magic power of exercise" ist hier das Leitprinzip. Daher sind alle Maßnahmen zu begrüßen, die dazu beitragen, dass Patienten, wie beispielsweise solche mit Einschränkungen am Bewegungsapparat durch regelmäßige Aufenthalte in einer Kryokammer so schnell wie möglich wieder aktiv Sport ausüben können. Dies trägt ganz wesentlich zu einem die Gesundheit erhaltenden und fördernden Lebensstil bei.

Multimodaler Therapieansatz

Natürlich sind Behandlungsserien mit der Ganzkörper-Kältetherapie bei bestimmten Einzeldiagnosen sinnvoll und notwendig. Die erwähnten komplexen Regelmechanismen der Kältetherapie zeigen aber auch, dass neben einer Einzelsymptomatik auch andere Bereiche des Organismus, seien sie physisch oder psychisch, positiv mit beeinflusst werden können. Man könnte dies auch im weitesten Sinn mit einem multimodalen Therapieansatz vergleichen, der bei verschiedenen Erkrankungen der neueste Stand der modernen Medizin ist.

So kann die Kältetherapie beispielsweise bei der Akutbehandlung von Sportverletzungen auch das psychische Wohlbefinden und die Stimmungslage wieder spürbar steigern. Ähnliches gilt auch für die psychischen Regulationsmechanismen im Regenerationsmanagement respektive bei der Leistungsharmonisierung und -optimierung.

Schutz vor Infektionen wie Covid-19

Ein positives Körpergefühl ist sicherlich auch im Rahmen des Heilungsprozesses eines angegriffenen Hautbildes günstig. Schließlich kann bei allen Indikationen eine antientzündliche und immunstimulierende Wirkung der Kälte positiv zum therapeutischen Erfolg beitragen. Gerade die Stärkung des Immunsystems ist als wesentlicher Beitrag zum Schutz vor Infektionen, wie beispielsweise auch Covid-19 zu erwähnen.

Damit liegen die Einsatzgebiete der Kältetherapie nicht nur bei Patienten mit den erwähnten Symptomen, sondern präventiv auch bei der Stärkung der allgemeinen Vitalität, sei es im Leistungs- und Freizeitsport oder auch bei bewegungstherapeutischen und rehabilitativen Maßnahmen bei Patienten.

Auf einen Blick lassen sich daher im Sport drei Gruppen von Vorteilen einer Ganzköper-Kältekammertherapie formulieren:

- ✓ Schnellere Regeneration des Bewegungsapparates nach Wettkampf und hartem Training; Verbesserung des individuellen Leistungsspektrums; rasche Schmerzreduktion und Unterstützung der Genesung nach Verletzungen und Überlastungen
- ✓ Gesteigerte Vitalität und Leistungsbereitschaft; effektive Unterstützung beim Erreichen eines konstanten Wohlfühlgewichts; Verschönerung des Hautbildes
- ✓ Wachsendes psychisches Wohlbefinden und positives Körpergefühl (Überforderungsprophylaxe); schnelle Wirksamkeit bei depressiven Verstimmungen, drohendem Burnout, Schlafstörungen und Migräne

Vorteile der Ganzkörper Kälte-Medizin im Sport

- ✓ erhöht sofort die Leistungsfähigkeit bis über 18 Prozent
- ✓ macht vor Hochleistungen schneller, spritziger
- ✓ verbessert kurz- wie langfristige Leistungsentwicklung
- ✓ stärkt die Belastbarkeit
- ✓ beschleunigt die Regeneration nach Wettkämpfen
- ✓ schnelle Entgiftung (Schlacken, Entzündungsstoffe)
- ✓ beschleunigter Abbau von Laktat
- ✓ verkürzt die Rehabilitationsphase nach Verletzungen
- ✓ beschleunigt Heilungsprozesse, verbessert die Fitness
- ✓ lindert Schmerzen, macht Gelenke mobil
- ✓ fördert anti-entzündliche Prozesse
- ✓ erhöht das Energieniveau
- ✓ löst Muskelkrämpfe, vermindert Muskelschmerzen
- ✓ fördert den Muskelaufbau
- ✓ bessere Sauerstoff- und Nährstoffversorgung
- ✓ wirkt wie Höhentraining
- ✓ wirkt als „legales Doping"
- ✓ schüttet vermehrt Glückshormone aus
- ✓ entspannt das Herz-Kreislauf-System, reduziert Herzfrequenz
- ✓ steigert „messbar" die Ausdauerleistung
- ✓ stimuliert die mentale Leistungsbereitschaft
- ✓ verbessert die Blutversorgung im Körper
- ✓ stärkt das Immunsystem

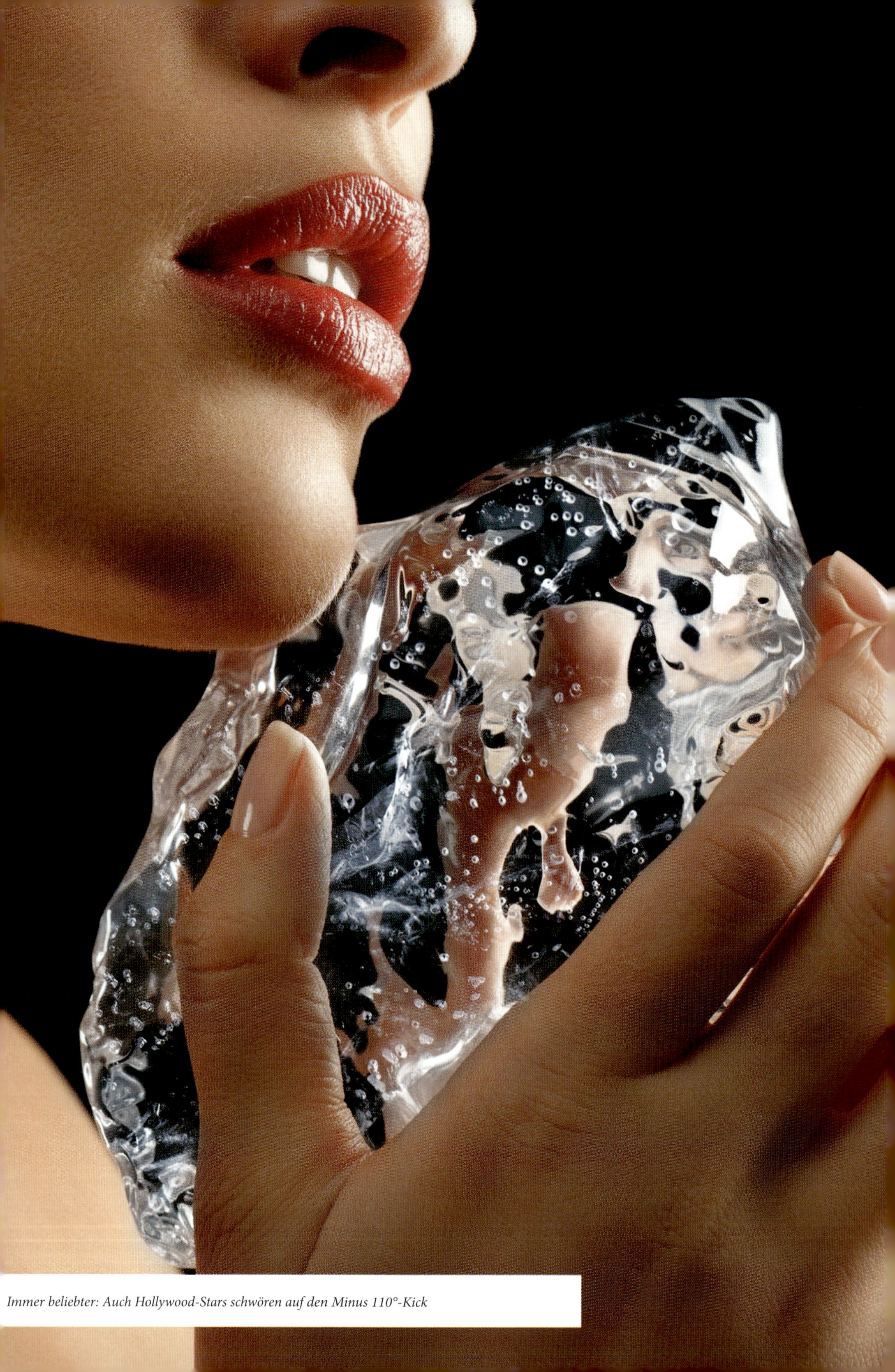

Immer beliebter: Auch Hollywood-Stars schwören auf den Minus 110°-Kick

12. KAPITEL

Kälte und Schönheit: „Freezing to go" ist cool

Im Bereich von Schönheit, Beauty und Medical Wellness ist mit dem Erscheinen der Ganzkörper Kälte-Medizin eine Goldgräberstimmung ausgebrochen. Die exklusive Therapie verspricht neue Kunden und damit wirtschaftlichen Erfolg. Vor allem die beeindruckenden Erfolge im Leistungssport, wo die neu entdeckte heilende Kraft der Kälte auf den Punkt gebracht wurde, haben viele Ästhetik-Experten dazu inspiriert, die Therapie mit der Eiseskälte einer breiteren Öffentlichkeit als einzigartige Schönheitsanwendung ans Herz zu legen.

Gewebestraffung, schnelle Regeneration, jugendliches, dynamisches Aussehen, eine wirklich funktionierende Fettverbrennung - glaubhafte Werbe-Ikonen für diese verlockenden Versprechen gibt es zur Genüge. Hollywood-Stars wie Demi Moore, Lindsey Lohan oder Jennifer Aniston frieren beinahe täglich für mehr Schönheit und einen Traumkörper. Nicht zu vergessen Britney Spears, die störende Fettpölsterchen vor ihrer Las-Vegas-Show loswerden will, Supermodel Kate Moss oder James Bond-Darsteller Daniel Craig.

Der Spion, der in die Kälte ging

Der ist in seiner Rolle als 007 extreme Situationen gewohnt. In der Kältekammer nutzt der Spion Ihrer Majestät die frostigen Temperaturen gerne zur Regeneration nach anstrengenden Dreharbeiten, um einem Muskelkater vorzubeugen und natürlich seinen Körper leinwandtauglich zu erhalten. Im heißen Kalifornien, wo ewig jugendliches Aussehen über den eigenen Marktwert entscheidet, ist die effektive und nebenwirkungsfreie Ganzkörper Kälte-Medizin schon lange etabliert. Viele Stars und Sternchen sowie deren Fans sind regelrecht besessen von der natürlichen Methode, die für einen strahlenden Teint sorgt, gute Laune zaubert, lästige Beulen unter der Haut reduziert, den Alterungsprozess verlangsamen soll sowie Schmerzen und Entzündungen rasch vermindert.

Die älteste Kundin ist 86

Keine Frage: die Ganzkörper Kälte-Medizin boomt auch in nicht-medizinischen Bereichen, liegt voll im Trend und ist inzwischen auch in den Beautystudios des deutschen Sprachraums angekommen. So wie etwa bei Roshan Porcheron im Cryopoint Wiesbaden, wo Interessierte zwischen 13 und 80 Jahren den Gang in die Kälte suchen: „Meine älteste Kundin ist sogar 86, hat Rheuma und kommt regelmäßig, weil sie so ihre Schmerzen unter Kontrolle hat und in der Kammer ‚pure Entspannung‘ empfindet." Und die Studio-Inhaberin berichtet auch gleich stolz von einer Psychotherapeutin, die in mehreren Kältekammer-Sitzungen herausgefunden hat, das es stimmt, was einige Patienten erzählen: nämlich dass die Extremkälte tatsächlich hilft, leichte Depressionen loszuwerden.

Neben der Schmerzlinderung bei chronischen Gelenkerkrankungen und Migräne beobachtet Roshan Porcheron bei ihren Kunden nach der Kälte-Anwendung eine verbesserte Hautelastizität, weniger Juckreiz bei Schuppenflechte und Neurodermitis sowie beschleunigte Heilprozesse in der Reha-Phase nach Verletzungen und Operationen.

Keine Lust auf Botox

Die Entgiftung des Körpers werde angekurbelt, das allgemeine Wohlbefinden steige. Depressive Verstimmungen und Angstzustände würden vergehen oder zumindest gemindert und oft einer Stimmungsaufhellung weichen. „Aufgrund der gesteigerten Durchblutung wird die Kollagenproduktion auf Hochtouren gebracht, was zu einer glatteren Haut führt, auch die unguten Dellen unter der Haut werden reduziert", berichtet Porcheron.

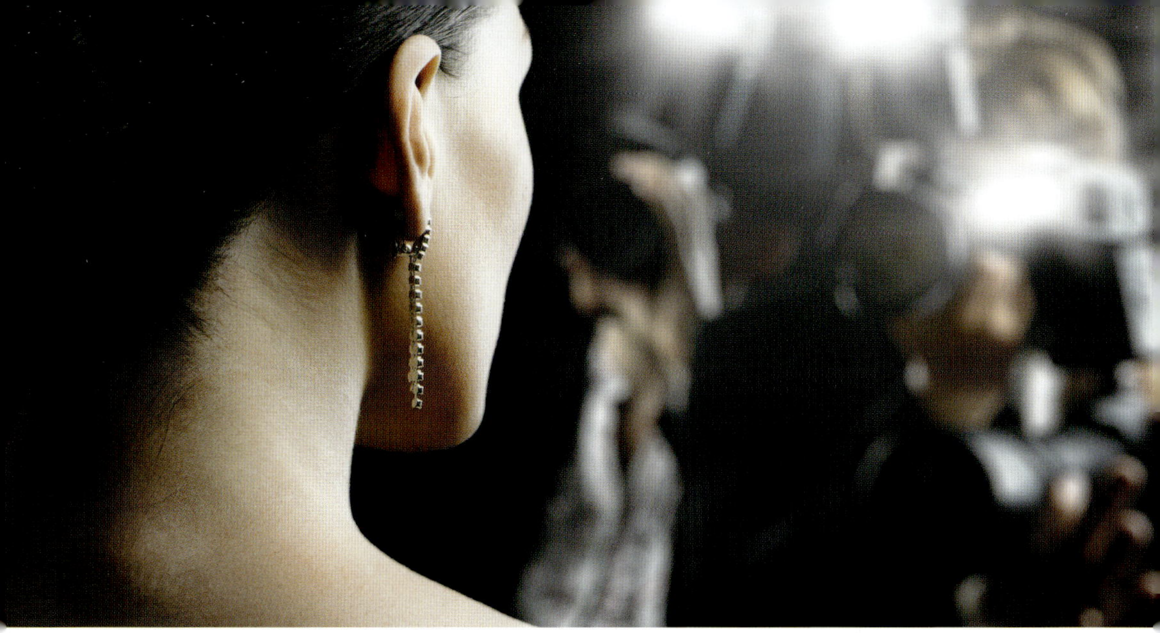

Auch Hollywood-Stars schwören auf die beeindruckenden Beauty-Effekte von regelmässigen Kältekicks

Schneller Energie-Kick in der Mittagspause

Manche Besucher holen sich in ihrer Mittagspause auch nur einen schnellen „Energie-Kick" in der Kälte ab, einfach um sich wacher und konzentrierter zu fühlen. Ein Powernapping sozusagen, also ein „Minuten-Nickerchen" tagsüber, um sich fit für den restlichen Tag zu machen. Dauert auch nur ein paar Minuten, Klamotten ausziehen, rein in die Kammer, nach drei Minuten wieder raus, anziehen und zurück ins Büro.

„Freezing to go" ist cool. Es stärkt nicht nur die Abwehrkräfte, sondern fördert einen erholsamen Schlaf und lindert auch die Folgen von hormonellem Ungleichgewicht. Für Beauty-Experten ist die Kryotherapie eine der besten Methoden, um Entzündungen zu behandeln oder auch Anti-Aging-Erfolge zu erzielen. Interessant in diesem Zusammenhang: Viele Betriebsärzte beobachten oft, dass Mitarbeiter, die überwiegend in Kühlhäusern bei hohen Minus-Temperaturen tätig sind, wesentlich jünger wirken als gleichaltrige Kollegen. Wenn der Job zum Jungbrunnen wird...

Stammkunden im Studio sind die Profis der Fußball-Bundesligaklubs von Mainz 05 und Wehen Wiesbaden, die vor und nach harten

Trainingseinheiten regenerieren oder sich kurz vor wichtigen Spielen noch schnell in der Superkälte einen motivierenden Impuls zur Leistungssteigerung abholen. „Wir nutzen die Kältekammer, um noch ein paar Prozentpunkte herauszukitzeln - zum einen natürlich, was Verletzungsprophylaxe und Regenerationszeit angeht, zum anderen, was die Leistungsförderung betrifft“, sagt Christian Hock, der Sportdirektor von Wehen Wiesbaden.

Bibbern für die Bikinifigur

Die meisten Kunden freilich wollen in den Kältestudios und Schönheitssalons überflüssige Pfunde an Bauch, Po und Oberschenkeln loswerden. Hoch-Zeiten sind vor allem der Januar, wenn die Abnehmvorsätze fürs Jahr noch frisch sind, und der Sommer, wenn der Drang nach der Bikinifigur durchbricht.

Wer regelmäßig in die Kältekammer geht, verbrennt beim folgenden thermischen Ausgleich je nach Größe, Alter und Gewicht zwischen 500 und 1000 Kalorien. Diese „After-Burn“-Phase kann bis zu sechs Stunden andauern. Bei diesem Nachbrennen schaltet der Stoffwechsel auf Maximalleistung, was die Fettverbrennung rapide hochfährt. Das alleine aber reicht nicht aus zum Abnehmen, weil man auch jetzt auf seine Gesamtenergiebilanz achten muss.

Ernährungsexperten empfehlen daher, zumindest vier bis sechs Stunden nach der Anwendung nichts Warmes zu essen oder zu trinken. Damit gibt man dem Körper die Chance, wieder von alleine auf „Normal Null“ zu stellen. Letztlich kommt erst durch das kurzzeitige Fasten der hohe Kalorienverbrauch des Körpers zustande. Im Übrigen ersetzt die Ganzkörper Kälte-Medizin kein Ausdauertraining und keine ausgewogene Ernährung.

Wer allerdings regelmäßig friert und zudem einen gesunden Lebensstil pflegt, wird mittel- und langfristig merken, dass die Ganzkörper Kälte-Medizin eine signifikante Wirkung auf die Fettverbrennung und das allgemeine Wohlbefinden hat. Dann purzeln die Pfunde doch noch.

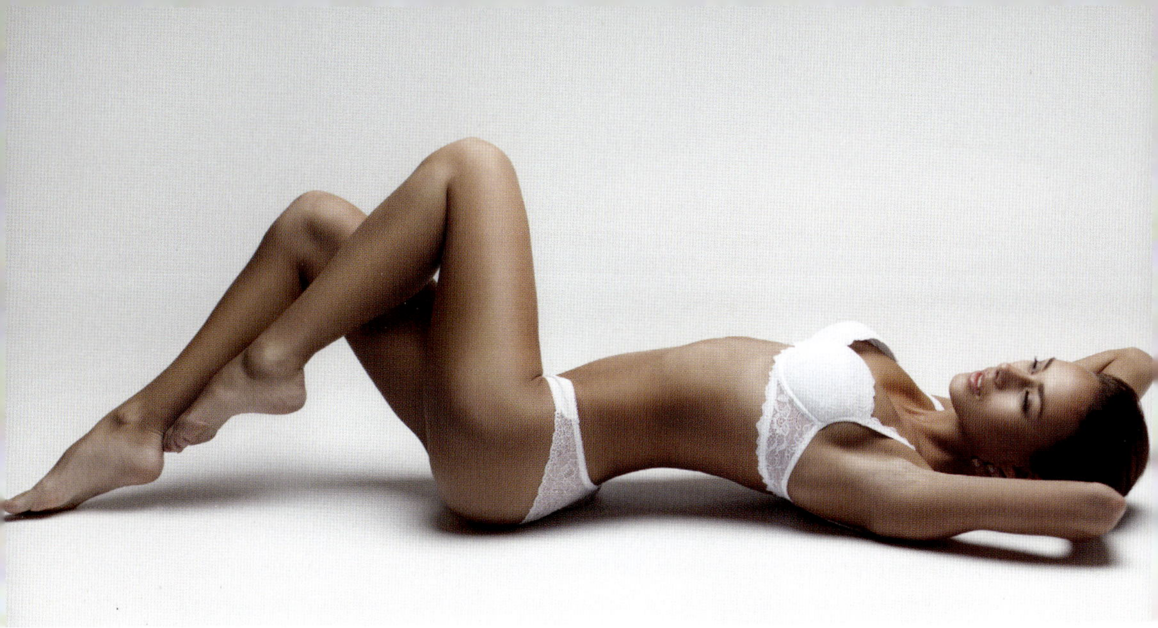

Immer mehr Modells nutzen die Ganzkörper Kälte-Medizin für die perfekten Figur

Durch Kälte entsteht vermehrt braunes Fett

Der Tatsache, dass Kälte bei ausreichend Bewegung und gesundem Essen stark zur Gewichtsreduktion beitragen kann, liegt neben der Körperreaktion auf die Kälte eine Besonderheit im Fetthaushalt zugrunde.

Ein Zusammenhang, der zuerst an Tieren erforscht wurde: Zwei Mäuse bekommen die gleiche Futtermenge, doch die eine verbringt ihre Nächte bei Zimmertemperatur, die andere bei nur sechs Grad. Nach zehn Wochen das verblüffende Resultat: Die gekühlte Maus bleibt normalgewichtig, die andere wiegt jetzt mehr als doppelt so viel. Untersuchungen zeigen - bei der schlanken Maus hat sich der Anteil einer speziellen Art von Fett vergrößert, nämlich der von braunem Fett.

Denn Fett ist nicht gleich Fett. Wir alle tragen verschiedene Arten von Fett in unserem Körper: Das so genannte „böse", inaktive weiße Fett ist jenes, was sich immer gerne schnell wenig ästhetisch an Hüften, Beinen und Po absetzt. Das „gute", aktive braune Fett hingegen kennt kaum jemand, Wissenschaftler haben es erst 2008 entdeckt. Seine einzigartige Funktion: Es erzeugt bei kalten Temperaturen jene Wärme, welche die aufgebauten weißen Fett-Depots samt überschüssigen Kalorien wegschmelzen kann.

Zellkraftwerke verbrennen Fettreserven

Das liegt an den vielen Mitochondrien, den Kraftwerken der Zellen, des braunen Fetts. Diese bauen verstärkt überschüssige Glukose und Fettsäuren ab und wandeln sie in Wärme um. Forscher haben kürzlich nachgewiesen, dass 50 Gramm braunes Fettgewebe bis zu 20 Prozent der pro Tag aufgenommenen Kalorien verbrennen, das heißt: Reserven des weißen Fetts werden verheizt. Ein Wow-Effekt: Sie können so idealerweise in einem Jahr, haben zumindest die Forscher ausgerechnet, bis zu acht Kilo verlieren.

Babys haben neben weißem noch braunes Fettgewebe; am Rücken und an der Brust wirkt es drohender Auskühlung entgegen. Sie können sich nicht wie Erwachsene durch Zittern und Bibbern warm halten. Doch mit dem Aufwachsen verliert sich ein Großteil des braunen Fettes. Lässt sich der Trend wieder umkehren?

Ja, indem man sich öfter kälteren Temperaturen aussetzt. Heute weiß die Wissenschaft, dass auch Erwachsene braunes Fettgewebe besitzen - und zwar rund 50 Gramm. Frauen haben im Durchschnitt allerdings mehr davon als Männer. Und Dünne haben mehr als Dicke. Stark Übergewichtige hingegen besitzen teilweise gar kein aktives Fettgewebe mehr.

Box-Champion: „Noch nie so fit gefühlt“

Auch in einem Cry-Studio in Wien verkehrt eine Klientel aus den Bereichen Gesundheit, Sport und Schönheit. „Bei uns vereinen sich hochqualitative Kosmetik mit den Vorzügen einer innovativen Kältetechnologie“, meint der dortige Geschäftsführer. Diese Kombination sorge für bisher unerreichte Effekte für Aussehen, Vitalität und Wohlbefinden.

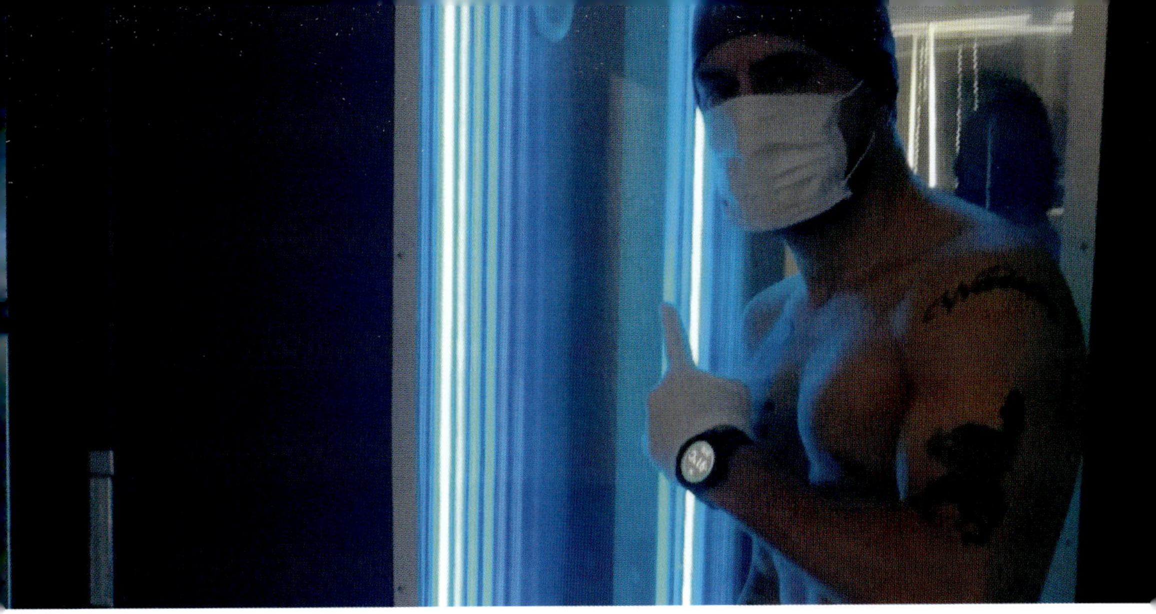

Box-Champion Gojko Knezevic zeigt in der Kältekammer seine Muskeln: „Bin fit wie nie zuvor".

Nach dem Aufenthalt in der Kältekabine der Beauty-Oase beschreibt eine Top-Managerin das Ergebnis so: „Es ist ein Gefühl wie nach einem Tag auf der Skipiste - die Haut wirkt straffer und strahlender. Ziemlich praktisch, wenn man keine Lust auf Botox hat."

Andere Prioritäten setzt Gojko Knezevic, der frühere WBC-Box-Europameister im Mittelgewicht. Er bereitet sich nach intensiven Trainingseinheiten mit regelmäßigen Gängen in die Kältekammer auf seinen nächsten Kampf vor: „Die extreme Kälte hilft nicht nur, mein Idealgewicht zu halten, sondern wirkt sich gleichzeitig auch auf die mentale Stärke aus. Ich bin fit wie nie zuvor."

Ganzkörper Kälte-Medizin beliebt in Arabien

Dass Kälte beim Abnehmen hilft, hat sich weltweit herumgesprochen: Da beispielsweise in Arabien die Fettleibigkeit zu den großen Gesundheitsproblemen zählt, haben exklusive Resorts und Hotels dort die Ganzkörper Kälte-Medizin ebenfalls in ihr Portfolio aufgenommen. Mit Hochglanzbildern von schlanken und ranken Hollywood-Stars locken beispielsweise der „Abu Dhabi Country Club" sowie das „Emirates Towers"-Hotel oder das „Eiffel Building" in Dubai ihre Gäste zum Abspecken in ihre modernen Kältekammern.

Dank Frieren kein Jetlag mehr

Und auch die unzähligen Vielflieger wissen unterdessen den Kältekick zu schätzen: Wer beispielsweise mit einem Jetlag (Störung des biologischen Rhythmus aufgrund der mit weiten Flügen verbundenen Zeitunterschiede) in eine der Nobelherbergen eincheckt, kann gleich von der arabischen Hitze in die Minus-110-Grad-Kälte flüchten. Der Effekt fühlt sich grandios an: Man ist auf der Stelle hellwach und konzentriert und bestens auf den nächsten wichtigen Termin vorbereitet.

Vorteile der Ganzkörper Kälte-Medizin im Beauty-Bereich

- ✓ strafft den Körper
- ✓ reduziert und glättet Falten
- ✓ Besenreiser und Krampfadern gehen zurück
- ✓ unterstützt den Sonnenbräunungseffekt
- ✓ sorgt für strahlenden Teint
- ✓ reduziert Cellulite
- ✓ erhöht Kollagen- und Elastinbildung
- ✓ steigert die Hautelastizität
- ✓ stärkt das Immunsystem (Abhärtung)
- ✓ verbessert Fitness und allgemeines Wohlgefühl
- ✓ macht dank Hormonkick frischer, dynamischer, optimistischer
- ✓ Anti-Aging für Körper, Gewebe, Haut, Seele
- ✓ erleichtert Gewichtsreduktion und -management
- ✓ kurbelt die Fettverbrennung an (bis zu 1.000 Kalorien pro Anwendung)
- ✓ unterstützt bei einer Diät
- ✓ regt den Stoffwechsel stark an
- ✓ erhöht das Leistungsvermögen
- ✓ wirkt tagsüber wie ein kurzes Energie-Nickerchen (Powernap)
- ✓ sorgt für neue Frische des Hautbildes
- ✓ lässt schönheitsmindernde Symptome bei Schuppenflechte oder Neurodermitis sichtbar abklingen
- ✓ verbessert Lymphdrainage und Durchblutung

- ✓ sorgt für weniger Müdigkeit und mehr Lebensfreude
- ✓ verbessert die Stimmungslage
- ✓ beugt Angst, Stress und Burnout vor
- ✓ macht wacher, gelassener, entspannter
- ✓ erhöht die Konzentrationsfähigkeit
- ✓ beschleunigt die Entschlackung
- ✓ kurbelt den Entgiftungsprozess an (Detox)
- ✓ vermindert Jetlag
- ✓ lindert Schlafstörungen

Kontraindikationen auf einen Blick

Ein Interessent sollte nur dann in die Kältekammer gehen, wenn er sich weitgehend wohl fühlt und die folgenden Punkte nicht zutreffen:

- ✓ arterielle Durchblutungsstörungen (PAVK: Grad III-IV)
- ✓ koronare Herzkrankheit
- ✓ nach Operation im Herzbereich
- ✓ Herzschrittmacher
- ✓ schwere Herz-Rhythmus-Störungen
- ✓ Herzerkrankungen (Herzinfarkt, Angina Pectoris etc.)
- ✓ unbehandelter Bluthochdruck (über 160/90 mmHg)
- ✓ Asthma (nur wenn bei Kälte Verschlechterung eintritt)
- ✓ Gefühlsstörung (kein Kalt-Warm-Empfinden)
- ✓ Morbus Raynaud (Weißfingerkrankheit)
- ✓ Klaustrophobie (Platzangst), Panikattacken

- ✓ Diabetes mellitus (wenn Neigung zu Unterzucker)
- ✓ Schwangerschaft
- ✓ Epilepsie/Schlaganfall/Hirnblutung
- ✓ Venenthrombose/Lungenembolie
- ✓ akuter Infekt (Atemwege, Harntrakt)
- ✓ Kälteallergie

Mögliche Nebenwirkungen

Wenn die oben genannten Kontraindikationen ausgeschlossen werden können, kommt es in der Regel zu keinen Irritationen durch die Kältekammeranwendung. Eine kurzfristige Rötung der Haut ist nicht ungewöhnlich.

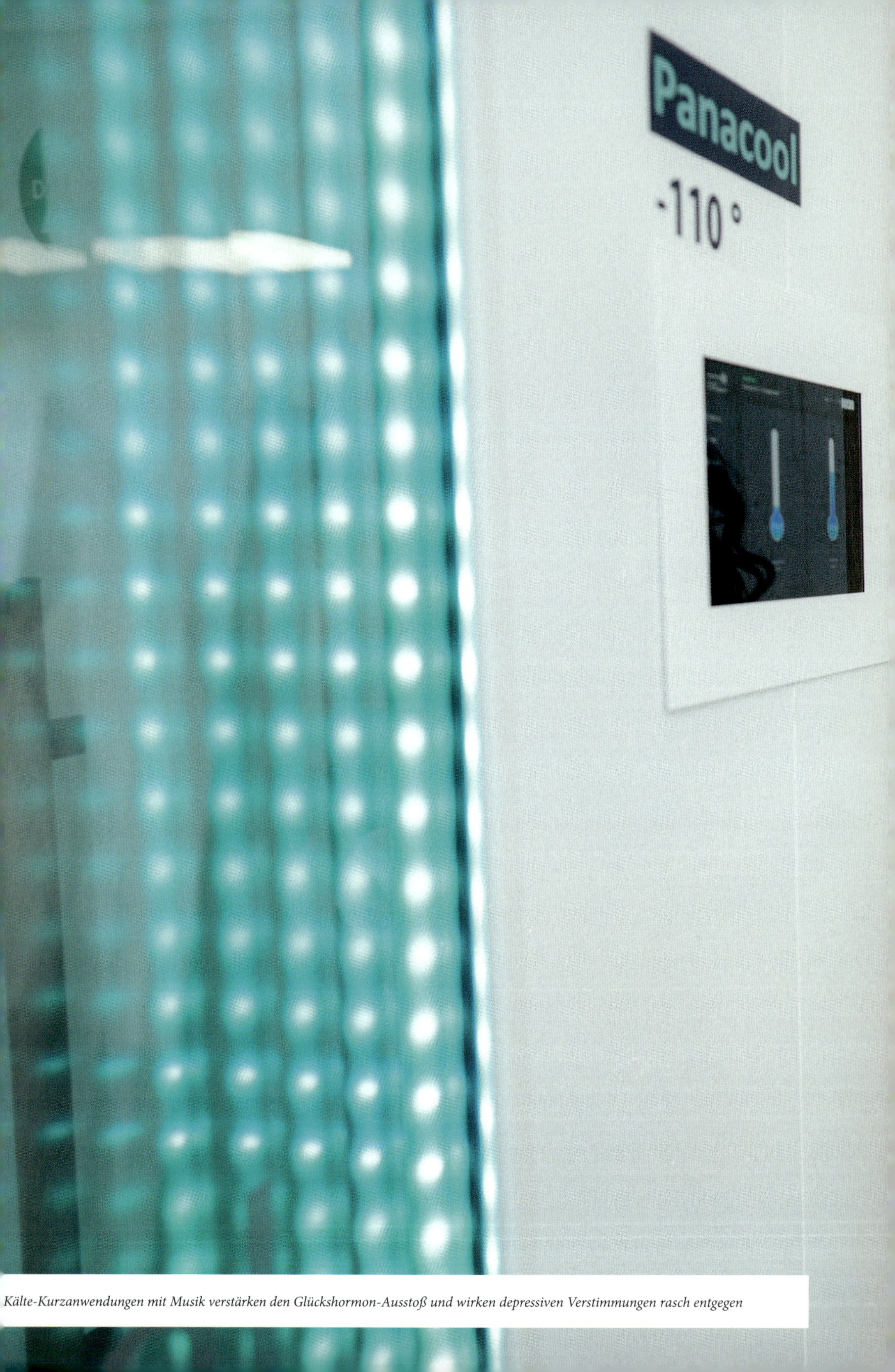

Kälte-Kurzanwendungen mit Musik verstärken den Glückshormon-Ausstoß und wirken depressiven Verstimmungen rasch entgegen

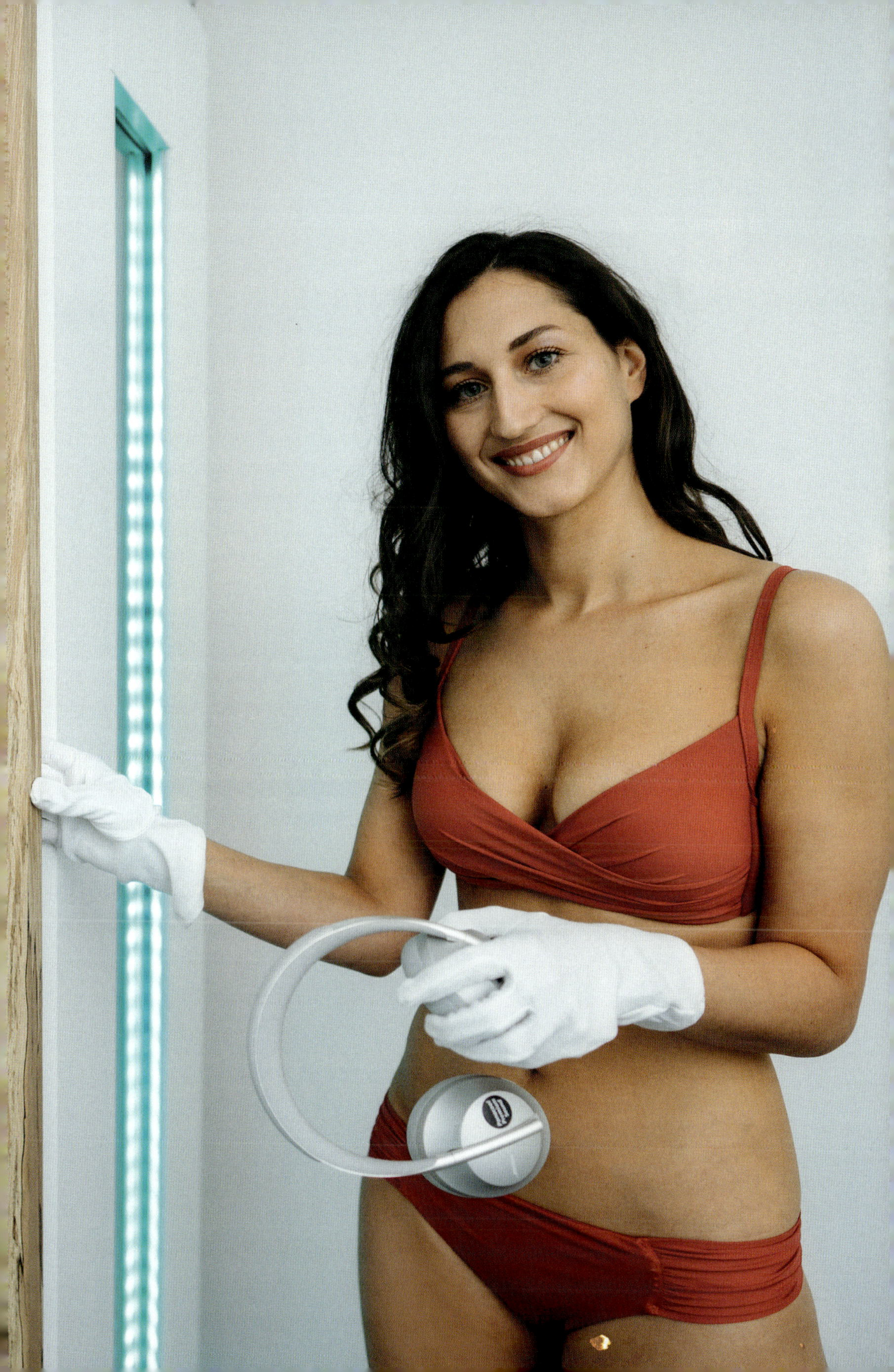

Fazit und Ausblick

Frieren für die Gesundheit bei minus 110 Grad Celsius - die Vorstellung mag im ersten Moment nicht besonders heimelig sein, doch in der Medizin ist diese Extremkälte aktuell ein ganz heißes Thema.

Kurze Aufenthalte in den modernen Ganzkörper-Kältekammern sorgen nicht nur für eine ungemein rasche Schmerzlinderung und Entzündungshemmung bei Rheumaerkrankungen - sie haben inzwischen auch teilweise dramatisch positive Effekte bei vielen grassierenden Zivilisationsleiden wie Immunschwäche, Herz-Kreislauf-Beschwerden, Hautirritationen, Durchblutungsstörungen, Asthma bronchiale, Migräne, Schlafstörungen, Depression, Burnout, Fettleibigkeit oder vorzeitigem Altern. Mehr als 50 Indikationen stehen aktuell auf der Liste der stetig wachsenden Anwendungsbereiche.

Die Ganzkörper Kälte-Medizin ist auf dem Weg zum neuen Megatrend in der Medizin: Dank innovativer Technologien hat sich die Heilkraft der jahrtausendealten Kryotherapie immens verstärkt. Richtig eingesetzt zeigt die Kälte, was wirklich in ihr steckt. Rund 150 Jahre nach den kalten Vollbädern von „Wasserpfarrer“ Sebastian Kneipp werden beinahe täglich neue Heilwirkungen entdeckt.

Die Therapie bei minus 110 Grad Celsius, die nach Expertenmeinung für eine messbare medizinische Wirkung notwendig sind, avanciert heute zum Königsweg unter den Kälteanwendungen. Die Naturheilkunde kommt in neuem Gewand daher - Kneipp 2.0 sozusagen.

Neben Forschung und klinischer Erfahrung haben vor allem aktuelle, computergestützte Technologien der traditionellen Therapie mit Kältereizen frisches Leben eingehaucht. Sie machen die mystische Heilkraft der Kälte-Medizin nicht nur breiter und komfortabler anwendbar, sondern auch um ein Vielfaches wirkungsvoller. Mit Einzelsitzungen und zuvor errechneter

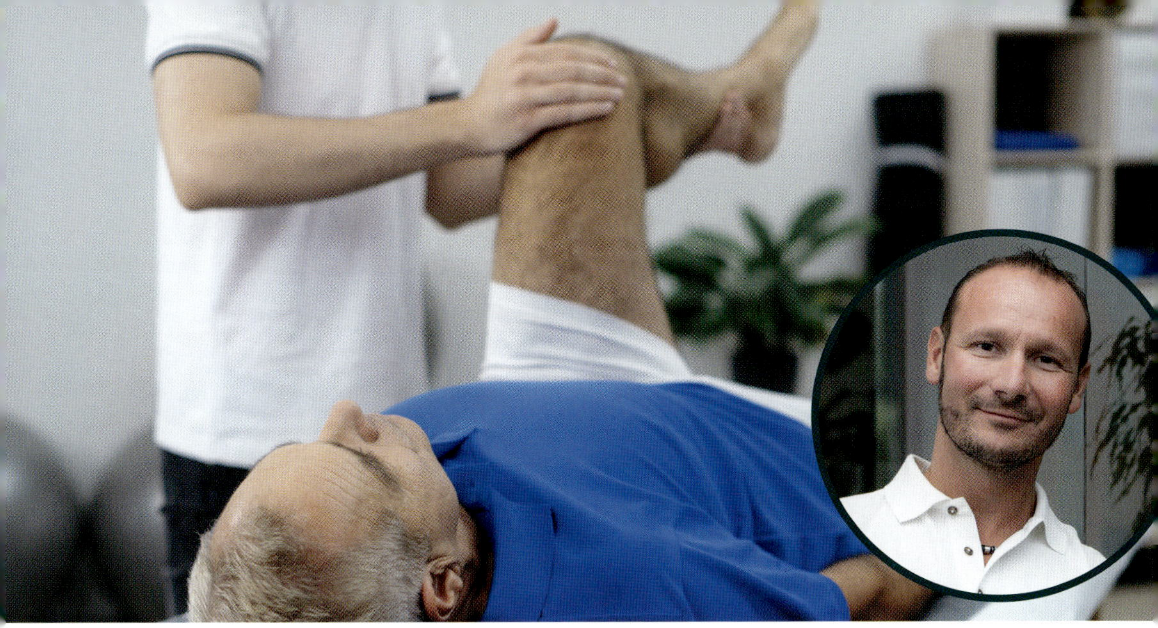

Orthopäde Dr. Martin Herzeg: „Schneller wieder mobil, rascher wieder am Arbeitsplatz. Cryotherapie -110° unterstützt Reha ohne Schmerzen".

individueller Aufenthaltsdauer in der Kältekabine etwa wird hier eine personalisierte Medizin zur Realität.

Immer mehr Ärzte, Patienten und Anwender erwärmen sich für die stimmungsfördernden Frische-Kicks bei arktischen Temperaturen, die das autonome Nervensystem dazu anregen, den Körper als Gegenirritation mit Hormonen wie Adrenalin, Noradrenalin, Dopamin oder Serotonin zu fluten und faktisch unter Garantie in einen Glücksrausch zu versetzen.

In vielen Kur- und Rehabilitationskliniken sind die seriellen Besuche in den angesagten Hightech-Kältekammern mittlerweile unverzichtbar geworden - als physikalische Kurzzeittherapie mit Langzeitwirkung.

Chronische Schmerzen und Entzündungen vergehen, eine Stressresistenz wird aufgebaut, das Immunsystem wird gestärkt, der Stoffwechsel angekurbelt, belastendes weißes Fett verbrannt, die Entgiftung angeregt, die Durchblutung des Gefäßsystems verbessert und eine ganzheitliche Gesundheit gefördert. Mehr Gelassenheit und Wohlbefinden sind nur einige von weiteren erfreulichen „Nebenwirkungen".

Zudem konnten Studien belegen, dass mithilfe einer Ganzkörper-Kältekammertherapie der Schmerzmittelbedarf um mindestens 60 Prozent gesenkt werden kann. Das betrifft vor allem die so genannten Glukokortikoide und nichtsteroidalen Antirheumatika, die zu schweren Nebenwirkungen führen können.

Die Kälteanwendung hat sich auch längst in nicht-medizinischen Branchen wie dem Sport oder im Beauty-Bereich etabliert. Fußball-Stars wie Manuel Neuer oder Cristiano Ronaldo etwa frieren werbewirksam für eine schnelle Regeneration nach anstrengenden Spielen, für gestählte Muskeln und einen straffen Körper.

Vor großen Belastungen angewandt, führt der Kältereiz zu einer klar bestimmbaren Leistungssteigerung von bis zu rund 20 Prozent, die Athleten sind spritziger, schneller und zeigen eine erhöhte Ausdauerleistung, wie Studien belegen. Nicht umsonst installieren jetzt Bundessportzentren und Olympiastützpunkte Ganzkörper-Kältekabinen mit -110 Grad Celsius. Die Kälte sorgt für eine schnelle Wiederherstellung nach Verletzungen, messbare Leistungsverbesserungen und sie gibt auch einen kräftigen mentalen Stimulus für die Leistungsbereitschaft. Topathleten werden es in Zukunft ohne dieses „legale Doping“ wohl nur schwer auf das Siegespodest schaffen.

Models und Schauspieler wie Daniel Craig, Demi Moore oder Jennifer Aniston nutzen die Extremkälte unter anderem als Unterstützung für ihr Gewichtsmanagement, ein verfeinertes Hautbild oder als Anti-Aging-Maßnahme.

So ist die vitalisierende Kältekammer für eine wachsende Zahl von Menschen zu einem Hort der Hoffnung für Heilung, ein stärkeres Immunsystem, mehr Energie und ein strahlendes Aussehen geworden.

Die außergewöhnliche Therapie bei minus 110 Grad Celsius eröffnet neue fantastische Möglichkeiten in allen Gesundheitsbereichen; sie ist eine frische Chance für ein ganzheitliches Heilwerden und für die Stärkung der Abwehrkraft gerade auch in Krisenzeiten wie heute.

Ausgewählte Studien

„Serielle Ganzkörperkältetherapie im Criostream bei entzündlich-rheumatischen Erkrankungen."

Forschungsergebnisse: Rückgang von proinflammatorischen Parametern u.a TNF- A, Verbesserung von Schmerzen bei Arthritis Psoriatica Rheumatica, Spondylitis; Physikotherapeutikum sinnvoll; Studie zu Rheuma, Schmerzen, Prof. Dr. Lange

„Ganzkörperkryotherapie bei Patienten mit entzündlich-rheumatischen Erkrankungen"

Forschungsergebnisse: Schmerzlinderung auch in Langzeit; dadurch bessere Beweglichkeit und Beübung möglich; Studie zu Rheuma, Schmerzen; Braun

„WHOLE-BODY CRYOTHERAPY IN INFLAMMATORY AND NON-INFLAMMATORY Rheumatic Diseases"

Forschungsergebnisse: Rückgang von Entzündungsparametern (CRP), Symptomen bei Bechterew, Rheuma, Fibromyalgie; Studie zu Rheuma, Schmerzen; Dr. Kargus

„Reduzierung des Arzneimittelverbrauchs nach Ganzkörperkältetherapie"

Forschungsergebnisse: Reduzierung von NSAR und Cortison bei Schmerzpatienten und Rheumapatienten möglich; Studie zur Medikamentenreduzierung bei chronischen Schmerzen, Prof. Dr. Papenfuß

„Whole-Body Cryotherapy in Atopic Dermatitis"

Forschungsergebnisse: Juckreiz, Entzündung rückläufig, Cortison konnte reduziert werden; Studie zu Hautkrankheiten

„Cryotherapy in osteoporosis"

Forschungsergebnisse: Kryotherapie zur Prophylaxe und

Behandlung von Osteoporose sinnvoll; Studie zu Osteoporose

„Die Bedeutung der Ganzkörperkältetherapie im Rahmen der Rehabilitation bei Patienten mit rheumatischen Erkrankungen"

Forschungsergebnisse: Schmerzen während der 4-wöchigen Behandlung deutlich rückläufig; Studie zu Rheuma, Schmerzen; Déborah Metzger

„Analgetische Wirkungen von natürlichen Schwefelbädern und Kaltekammerexpositionen bei Fibromyalgie"

Forschungsergebnisse: Analgetische Wirkung von Ganzkörperkältetherapie auch bei Fibromyalgie; Studie zu Schmerzen, Fibromyalgie; Gutenbrunner

„COLD CHAMBER EXPOSURES (-67,3°C, 3 MIN) IN FIBROMYALGIA SYNDROMES"

Forschungsergebnisse: Rückläufige Schmerzen; Studie zu Schmerzen, Fibromyalgie; Gutenbrunner

„Effect of frequent WBC treatments on the back rain therapy in elderly men"

Forschungsergebnisse: Rückenschmerzen rückläufig bei nahezu täglich Ganzkörperkältetherapie; Studie zu Schmerzen, Rückenschmerzen; Giemza

„Analgetische Wirkung einer Ganzkörperkältetherapie"

Forschungsergebnisse: Kryosauna als Teil einer Schmerztherapie sinnvoll; Studie zu Schmerzen, Schmerztherapie

„An Whole-Body Cryotherapy with Subsequent Kinesiotherapy Procedures in Closed Type Cryogenic Chamber Improve BASDAI, BASFI, and Some Spine Mobility Parameters and Decrease Pain Intensity in Patients with Ankylosing Spondylitis?"

Forschungsergebnisse: Erhöhung von Beweglichkeit und

Schmerzrückgang; Studie zu Schmerzen, Schmerztherapie; Stanek

Kaminska-Staruch A, Olszewski J: „Evaluation of effectiveness of whole-body cryotherapy in patients with tinnitus."

Forschungsergebnisse: Kryosauna kann Tinnitus verbessern Studie Tinnitus Kryosauna

Lubowska A, Szygula Z, Klimek A J, Masafumi T: Do sessions of cryostimulation have influence on white blood cell count, level of IL 6 and total oxidative and anti-oxidative status in healthy men?"

Forschungsergebnisse: Kryosauna stärkt Immunsystem Studie Immunsystem Stärkung Kryosauna

Miller E: Effects of the whole-body cryotherapy on a total antioxidative status and activities of some antioxidative enzymes in blood of patients with multiple sclerosis-preliminary study."

Forschungsergebnisse: Antioxidative Effekte; als zusätzliche Kurzzeitbegleittherapie bei MS sinnvoll Multiple Sklerose

Rymaszewska J. „Whole-body cryotherapy as adjunct treatment of depressive and anxiety disorders."

Forschungsergebnisse: Kryosauna als Ergänzung gut bei depressiven und Angststörungen Studie Eissaunaanwendungen zu Depressionen, Angsttherapie Studien im Leistungssport

Poppendieck: „Cooling and performance recovery of trained athletes: a meta-analytical review".

Forschungsergebnisse: Cooling nach Belastungen hat so gute Auswirkungen, dass es sich bei Wettkämpfen positiv auswirken kann; Studie für Athleten, Sport, Erholung, Leistungssteigerung

„THE WHOLE BODY CRYOTHERAPY IN SPORTS INJURIES AND SPORTS RELATED PAIN SYNDROMES TREATMENT D.BIAŁY".

Forschungsergebnisse: Verbesserung von Erholungsphasen; weniger Schmerzen und Schwellung; härteres Training möglich; Studie zu Sport, Regeneration, Trainingsintensität

Ksiezopolska-Pietrzak K.: „Cryotherapy in osteoporosis“.

Forschungsergebnisse: Schnelle Verbesserung von Schwellungen und Einschränkungen der Beweglichkeit; Studie zu Osteoporose, Beweglichkeit

Ferreira-Junior: „Could whole-body cryotherapy (below −100°C) improve muscle recovery from muscle damage?“

Forschungsergebnisse: Entzündungsreaktion kurzfristig nach Training ist schwächer; möglicherweise auch langfristiger Effekt; Studie zur Muskelregeneration, Entzündungsreaktion

Sutkowy: „Physical Exercise Combined with Whole-Body Cryotherapy in Evaluating the Level of Lipid Peroxidation Products and Other Oxidant Stress Indicators in Kayakers“.

Forschungsergebnisse: Training in Kombination mit Eissauna verbessern Leistungsfähigkeit und mögliche Trainingsintensität (getestet an polnischer Kayak- Nationalmannschaft); Studie zur Leistungssteigerung von Sportlern

Celestyna Mila-Kierzenkowska: „The Effect of Submaximal Exercise Preceded by Single Whole- Body Cryotherapy on the Markers of Oxidative Stress and Inflammation in Blood of Volleyball Players“.

Forschungsergebnisse: Antientzündlicher Effekt; Studie zum Sporttraining, Entzündung

James Selbe: „The Effect of Three Different (-135°C) Whole Body Cryotherapy Exposure Durations on Elite Rugby League Players“,

Forschungsergebnisse: nach zweiminütiger Eissaunasitzung zeigten sich positive Effekte in Oxygenierung, Regenerierung. Studie zur Leistungssteigerung / Länge der Eissaunasitzung

Sy Ma: „Effects of whole-body cryotherapy in the management of adhesive capsulitis of the shoulder (Arch Phys Med Rehabil. 2013)“,

Forschungsergebnisse: Verbesserung von ROM bei adhäsiver Kapselentzündung der Schulter mit Cryotherapie; Studie zur Kapselentzündung, Schulter, Beweglichkeit

Banffi: „BENEFICIAL EFFECTS OF THE WHOLE-BODY CRYOTHERAPY IN SPORT HAEMOLYSIS“,

Forschungsergebnisse:Hämolyse wird durch Kältetherapie vermindert. Studie zu Hämolyse

„Banffi: Whole-Body Cryotherapy in Athletes“.

Forschungsergebnisse: Entzündungsstoffe werden verringert. Positive Effekte auf Muskelenzyme Creatinkinase und Laktatdehydrogenase; insgesamt gibt es trotzdem keine Laborveränderungen, die auf Doping schließen lassen. Studie zu Laktat

Banffi: „Effects of the whole-body cryotherapy on NTproBNP, hsCRP and troponin I in athletes“.

Forschungsergebnisse: Eissauna hat keinen negativen Einfluß auf die Herzmuskulatur Studie zur Herzmsukulatur

Pournot H: „Time-Course of Changes in Inflammatory Response after Whole-Body Cryotherapy Multi Exposures following Severe Exercise“,

Forschungsergebnisse: Antientzündliche Stoffe steigen und entzündliche nehmen ab durch Kältetherapie). Studie Entzündung Sport Kryosauna

Winfried Joch: „Precooling als Mittel der Leistungssteuerung in Training und Wettkampf".

Forschungsergebnisse: Positiv-Effekte sind für unterschiedliche Belastungsbereiche nachgewiesen worden, - bei hohen Intensitäten (anaerobe Energiebereitstellung: Leichtathletik), - bei Belastungen von 85 % der individuellen maximalen Herzfrequenz, also einer mittleren Beanspruchung, - bei Belastungen im GA-1-Bereich (aerobe Energiebereitstellung: Rudern). Studie Leistung aerob anaerob Sport Kryosauna

Winfried Joch (Projektleiter), Sandra Ückert, Reinhard Fricke: „Die Bedeutung kurzfristig und hoch dosierter Kälteapplikation für die Realisierung sportlicher Leistungen",

Forschungsergebnisse: Leistungsfördernd, Ausdauersport, Regenerationssteigernd. Studie Entzündung Sport Kryosauna

Klimek A T, Lubkowska A, Szygula Z, Chudecka M, Fraczek B: „Influence of the ten Sessions of the whole body cryostimulation on aerobic and anaerobic capacity".

Forschungsergebnisse: Anaerobe Kapazität wird gesteigert, Stärke und Geschwindigkeit Studie Leistung Sport Kryosauna

Zusammenfassende Studie

Im Folgenden finden Sie eine zusammenfassende Studie zu verschiedenen Themengebieten von Rheuma bis Sport in deutscher Sprache:

W. Papenfuß: „Zum gegenwärtigen Stand der Erforschung und Nutzung von Ganzkörperkälteanwendungen".

Forschungsergebnisse: Eine selektive Literaturstudie zu verschiedenen Einsatzgebieten der Kryosauna, November 2011 Studie für Sportler oder zu anderen Einsatzgebieten

ZUM AUTOR

Dr. med. Wolf-Dietrich v. Bessing

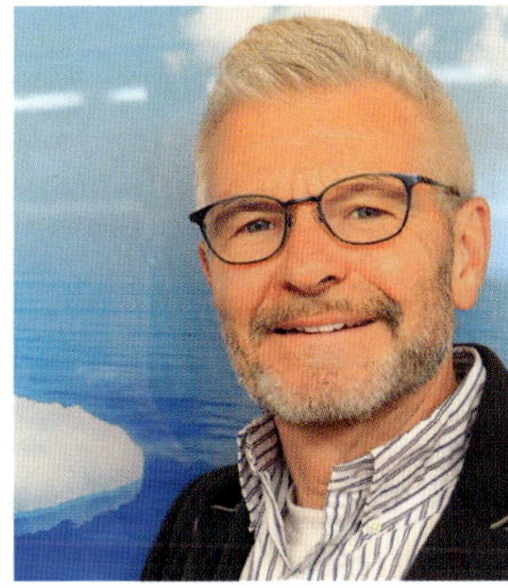

Dr. med. Wolf-Dietrich v. Bessing

ist Medizinischer wissenschaftlicher Leiter des Stoffwechselinstituts Innsbruck und Chef des Kompetenzzentrum Österreich West für Ganzkörperkältetherapie. Er leitet zudem die Fachärztliche Wahlarztordination im DEZ Innsbruck. Seine Spezialgebiete sind Präventive und Regenerative Integrative Gesundheitsmedizin, Naturheilverfahren und Health Management.

Der in Schlesien gebürtige Arzt, der in Westdeutschland studierte und dort viele Jahre lebte und arbeitete, fühlt sich der ganzheitlichen und integrativen Sichtweise aller körperlichen, psychischen und geistigen Belange des Menschen in Gesundheit und Krankheit verpflichtet.

Der international renommierte deutsche Facharzt gilt als einer der europäischen Pioniere der Integrativen Medizin, welche die Vorteile komplementärer und klassischer medizinischer Verfahren kombiniert.

In den 90er Jahren wurde er Gründungsmitglied der Deutschen Gesellschaft für Orthomolekulare Medizin DGOM e.V., deren 1.Vorsitzender er bis 2014 war. Seitdem ist er Ehrenpräsident dieser Gesellschaft. Er war über viele Jahre Vicepräsident des European Council of Doctors for Plurality in Medicine in Brüssel (ECPM).

In der Weiterbildung von Ärzten und Wissenschaftlern war er

lange Zeit sehr engagiert, erstellte ein erstes Curriculum für die Ausbildung in Orthomolekularer Medizin und war Mitglied des wissenschaftlichen Beirates der DGOM e.V.

In vielen wissenschaftlichen Vorträgen und Veröffentlichungen zu Themen der Biologischen und Integrativen Medizin berichtete er über die Vorteile der Integration von Schul- und Komplementärmedizin.

Er war Gründungsmitglied der Deutsch-Internationalen Gesellschaft für Hyperthermie e.V. und setzte die Anwendung von Wärme und künstlicher Fiebertherapie über Jahre in der Biologischen Krebsbehandlung adjuvant ein.

Während dieser Zeit begann er sich auch für das Gegenteil, nämlich die Kältetherapie, zu interessieren.

Heute gilt er als einer der führenden Experten in der Ganzkörper Kälte-Medizin. Nicht nur Schmerz- und Entzündungsgeplagte suchen seine Hilfe, sondern vor allem auch Hochleistungssportler und Prominente auf der Suche nach einer schnellen Leistungssteigerung, Regeneration und jugendlicher Frische.

w.d.bessing@web.de

ZUM AUTOR

Ingomar W. Schwelz

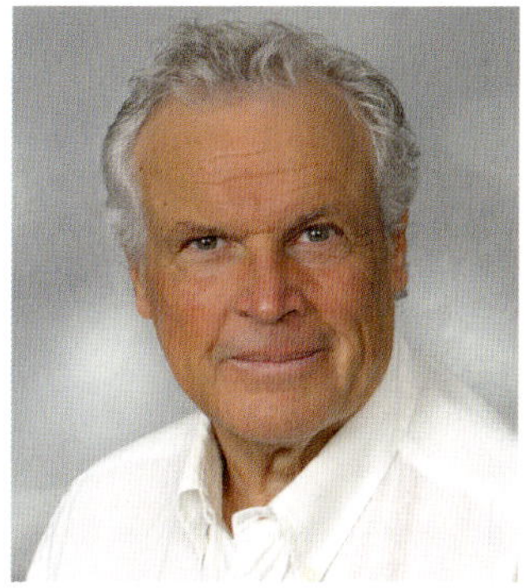

Ingomar W. Schwelz

Ingomar W. Schwelz, geboren 1953 in Graz, ist Journalist, freier Autor und Chefredakteur der Reportage- und Feature.Agentur RuF, einer Journalistengemeinschaft für Themen aus dem Wellness-, Lifestyle- und Gesundheitsbereich.

In seiner publizistischen Arbeit stehen Aspekte der Ganzheitlichkeit im Vordergrund - und er versucht dabei immer, eine Brücke zwischen der Schulmedizin und komplementären Heilmethoden zu bauen.

Ob es um visionäre Therapieformen, sanfte Medizin, Ernährung oder spirituelle Entspannungstechniken geht, er bereitet die aktuellen Themen journalistisch interessant und kompetent auf. Als Gesundheitsjournalist arbeitet er seit 1994 für zahlreiche deutschsprachige Printmedien sowie TV-Sender. Auch in seinen populärwissenschaftlichen Büchern stehen Themen einer ganzheitlich orientierten, selbst bestimmten, gesunden Lebensweise im Vordergrund.

Er kann auf die Erfahrung aus mehr als 40 Jahren journalistischer Tätigkeit zurückgreifen, davon war er über zwei Jahrzehnte Redakteur bei Tages- und Sonntagszeitungen sowie leitender Korrespondent der weltgrößten Nachrichtenagentur associated press [AP] in Berlin.

office@ruf.news